U0335270

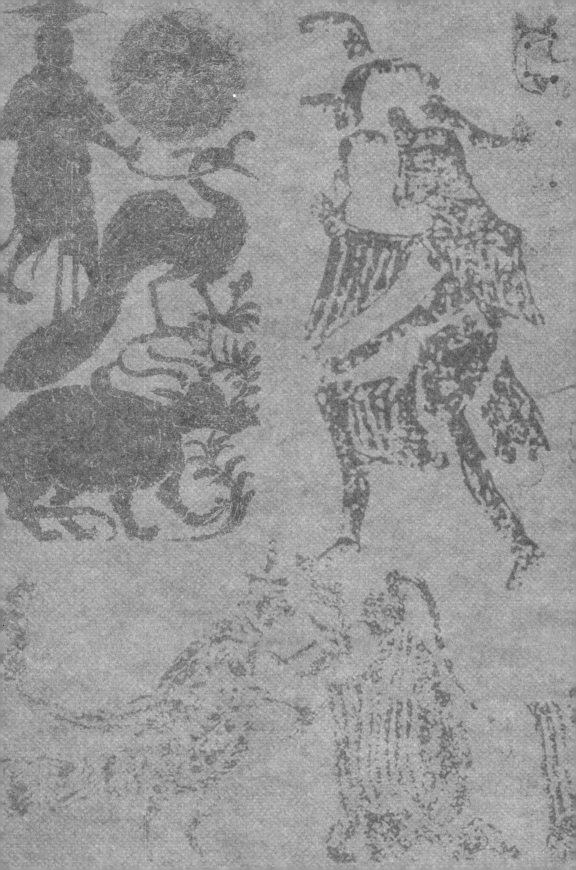

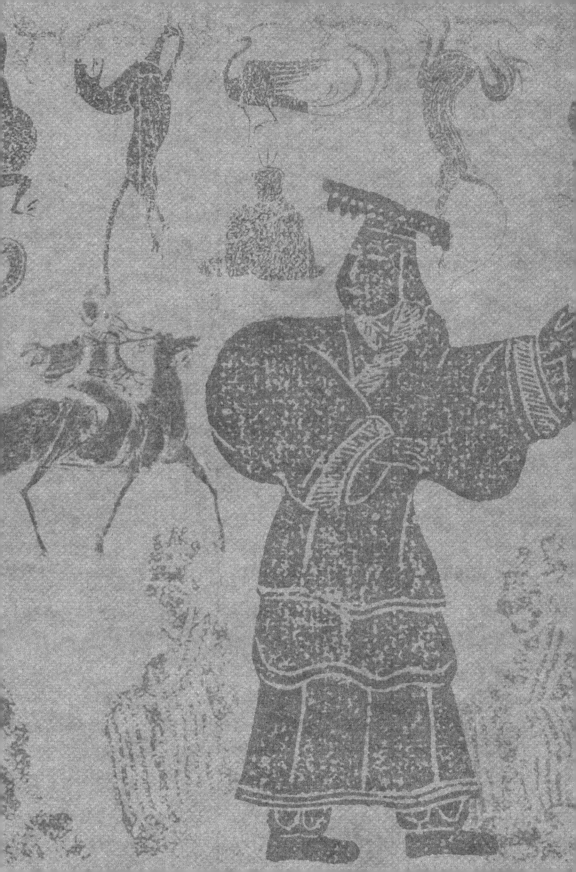

中国古医籍整理丛书

罗谦甫治验案

元·罗天益 著

裘庆元 辑

宋珍民 王 妮 校注

中国中医药出版社

·北 京·

图书在版编目（CIP）数据

罗谦甫治验案/（元）罗天益著；裘庆元辑；宋珍民，王妮校注 . —北京：中国中医药出版社，2015.12
（中国古医籍整理丛书）
ISBN 978 - 7 - 5132 - 2190 - 0

Ⅰ . ①罗… Ⅱ . ①罗… ②裘… ③宋… ④王… Ⅲ . ①医案 - 汇编 - 中国 - 元代 Ⅳ . ①R249. 47

中国版本图书馆 CIP 数据核字（2014）第 279411 号

中 国 中 医 药 出 版 社 出 版
北京市朝阳区北三环东路 28 号易亨大厦 16 层
邮政编码 100013
传真 010 64405750
三河市鑫金马印装有限公司印刷
各地新华书店经销
*
开本 710 × 1000 1/16 印张 11 字数 71 千字
2015 年 12 月第 1 版 2015 年 12 月第 1 次印刷
书 号 ISBN 978 - 7 - 5132 - 2190 - 0
*
定价 35. 00 元
网址 www. cptcm. com

如有印装质量问题请与本社出版部调换
版权专有 侵权必究
社长热线 010 64405720
购书热线 010 64065415 010 64065413
微信服务号 zgzyycbs
书店网址 csln. net/qksd/
官方微博 http：//e. weibo. com/cptcm
淘宝天猫网址 http：//zgzyycbs. tmall. com

国家中医药管理局
中医药古籍保护与利用能力建设项目
组织工作委员会

主　任　委　员　王国强

副　主　任　委　员　王志勇　李大宁

执行主任委员　曹洪欣　苏钢强　王国辰　欧阳兵

执行副主任委员　李　昱　武　东　李秀明　张成博

委　　　员

各省市项目组分管领导和主要专家

（山东省）武继彪　欧阳兵　张成博　贾青顺

（江苏省）吴勉华　周仲瑛　段金廒　胡　烈

（上海市）张怀琼　季　光　严世芸　段逸山

（福建省）阮诗玮　陈立典　李灿东　纪立金

（浙江省）徐伟伟　范永升　柴可群　盛增秀

（陕西省）黄立勋　呼　燕　魏少阳　苏荣彪

（河南省）夏祖昌　刘文第　韩新峰　许敬生

（辽宁省）杨关林　康廷国　石　岩　李德新

（四川省）杨殿兴　梁繁荣　余曙光　张　毅

各项目组负责人

王振国（山东省）　　王旭东（江苏省）　　张如青（上海市）

李灿东（福建省）　　陈勇毅（浙江省）　　焦振廉（陕西省）

蔡永敏（河南省）　　鞠宝兆（辽宁省）　　和中浚（四川省）

项目专家组

顾　问　马继兴　张灿玾　李经纬

组　长　余瀛鳌

成　员　李致忠　钱超尘　段逸山　严世芸　鲁兆麟

　　　　　郑金生　林端宜　欧阳兵　高文柱　柳长华

　　　　　王振国　王旭东　崔　蒙　严季澜　黄龙祥

　　　　　陈勇毅　张志清

项目办公室（组织工作委员会办公室）

主　任　王振国　王思成

副主任　王振宇　刘群峰　陈榕虎　杨振宁　朱毓梅

　　　　　刘更生　华中健

成　员　陈丽娜　邱　岳　王　庆　王　鹏　王春燕

　　　　　郭瑞华　宋咏梅　周　扬　范　磊　张永泰

　　　　　罗海鹰　王　爽　王　捷　贺晓路　熊智波

秘　书　张丰聪

前　言

　　中医药古籍是传承中华优秀文化的重要载体，也是中医学传承数千年的知识宝库，凝聚着中华民族特有的精神价值、思维方法、生命理论和医疗经验，不仅对于传承中医学术具有重要的历史价值，更是现代中医药科技创新和学术进步的源头和根基。保护和利用好中医药古籍，是弘扬中国优秀传统文化、传承中医学术的必由之路，事关中医药事业发展全局。

　　1949年以来，在政府的大力支持和推动下，开展了系统的中医药古籍整理研究。1958年，国务院科学规划委员会古籍整理出版规划小组在北京成立，负责指导全国的古籍整理出版工作。1982年，国务院古籍整理出版规划小组召开全国古籍整理出版规划会议，制定了《古籍整理出版规划（1982—1990）》，卫生部先后下达了两批200余种中医古籍整理任务，掀起了中医古籍整理研究的新高潮，对中医文化与学术的弘扬、传承和发展，发挥了极其重要的作用，产生了不可估量的深远影响。

　　2007年《国务院办公厅关于进一步加强古籍保护工作的意见》明确提出进一步加强古籍整理、出版和研究利用，以及

"保护为主、抢救第一、合理利用、加强管理"的方针。2009年《国务院关于扶持和促进中医药事业发展的若干意见》指出，要"开展中医药古籍普查登记，建立综合信息数据库和珍贵古籍名录，加强整理、出版、研究和利用"。《中医药创新发展规划纲要（2006—2020）》强调继承与创新并重，推动中医药传承与创新发展。

2003～2010年，国家财政多次立项支持中国中医科学院开展针对性中医药古籍抢救保护工作，在中国中医科学院图书馆设立全国唯一的行业古籍保护中心，影印抢救濒危珍本、孤本中医古籍1640余种；整理发布《中国中医古籍总目》；遴选351种孤本收入《中医古籍孤本大全》影印出版；开展了海外中医古籍目录调研和孤本回归工作，收集了11个国家和2个地区137个图书馆的240余种书目，基本摸清流失海外的中医古籍现状，确定国内失传的中医药古籍共有220种，复制出版海外所藏中医药古籍133种。2010年，国家财政部、国家中医药管理局设立"中医药古籍保护与利用能力建设项目"，资助整理400余种中医药古籍，并着眼于加强中医药古籍保护和研究机构建设，培养中医古籍整理研究的后备人才，全面提高中医药古籍保护与利用能力。

在此，国家中医药管理局成立了中医药古籍保护和利用专家组和项目办公室，专家组负责项目指导、咨询、质量把关，项目办公室负责实施过程的统筹协调。专家组成员对古籍整理研究具有丰富的经验，有的专家从事古籍整理研究长达70余年，深知中医药古籍整理研究的重要性、艰巨性与复杂性，履行职责认真务实。专家组从书目确定、版本选择、点校、注释等各方面，为项目实施提供了强有力的专业指导。老一辈专家的学术水平和智慧，是项目成功的重要保证。项目承担单位山东中医药大学、南京中医药大学、上海中医药大学、福建中医药大学、浙江省中医药研究院、陕西省中医药研究院、河南省中医药研究院、辽宁中医药大学、成都中医药大学及所在省市中医药管理部门精心组织，充分发挥区域间互补协作的优势，并得到承担项目出版工作的中国中医药出版社大力配合，全面推进中医药古籍保护与利用网络体系的构建和人才队伍建设，使一批有志于中医学术传承与古籍整理工作的人才凝聚在一起，研究队伍日益壮大，研究水平不断提高。

本着"抢救、保护、发掘、利用"的理念，该项目重点选择近60年未曾出版的重要古医籍，综合考虑所选古籍的保护价值、学术价值和实用价值。400余种中医药古籍涵盖了医经、基础理论、诊法、伤寒金匮、温病、本草、方书、内科、外科、女科、儿科、伤科、眼科、咽喉口齿、针灸推拿、养生、医案医话医论、医史、临证综合等门类，跨越唐、宋、金元、明以迄清末。全部古籍均按照项目办公室组织完成的行业标准《中医古籍整理规范》及《中医药古籍整理细则》进行整理校注，绝大多数中医药古籍是第一次校注出版，一批孤本、稿本、抄本更是首次整理面世。对一些重要学术问题的研究成果，则集中收录于各书的"校注说明"或"校注后记"中。

"既出书又出人"是本项目追求的目标。近年来，中医药古籍整理工作形势严峻，老一辈逐渐退出，新一代普遍存在整理研究古籍的经验不足、专业思想不坚定等问题，使中医古籍整理面临人才流失严重、青黄不接的局面。通过本项目实施，搭建平台，完善机制，培养队伍，提升能力，经过近5年的建设，锻炼了一批优秀人才，老中青三代齐聚一堂，有效地稳定了研究队伍，为中医药古籍整理工作的开展和中医文化与学术的传承提供必备的知识和人才储备。

本项目的实施与《中国古医籍整理丛书》的出版，对于加强中医药古籍文献研究队伍建设、建立古籍研究平台，提高古籍整理水平均具有积极的推动作用，对弘扬我国优秀传统文化，推进中医药继承创新，进一步发挥中医药服务民众的养生保健与防病治病作用将产生深远影响。

第九届、第十届全国人大常委会副委员长许嘉璐先生，国家卫生计生委副主任、国家中医药管理局局长、中华中医药学会会长王国强先生，我国著名医史文献专家、中国中医科学院马继兴先生在百忙之中为丛书作序，我们深表敬意和感谢。

由于参与校注整理工作的人员较多，水平不一，诸多方面尚未臻完善，希望专家、读者不吝赐教。

国家中医药管理局中医药古籍保护与利用能力建设项目办公室
二〇一四年十二月

许 序

"中医"之名立，迄今不逾百年，所以冠以"中"字者，以别于"洋"与"西"也。慎思之，明辨之，斯名之出，无奈耳，或亦时人不甘泯没而特标其犹在之举也。

前此，祖传医术（今世方称为"学"）绵延数千载，救民无数；华夏屡遭时疫，皆仰之以度困厄。中华民族之未如印第安遭染殖民者所携疾病而族灭者，中医之功也。

医兴则国兴，国强则医强。百年运衰，岂但国土肢解，五千年文明亦不得全，非遭泯灭，即蒙冤扭曲。西方医学以其捷便速效，始则为传教之利器，继则以"科学"之冕畅行于中华。中医虽为内外所夹击，斥之为蒙昧，为伪医，然四亿同胞衣食不保，得获西医之益者甚寡，中医犹为人民之所赖。虽然，中国医学日益陵替，乃不可免，势使之然也。呜呼！覆巢之下安有完卵？

嗣后，国家新生，中医旋即得以重振，与西医并举，探寻结合之路。今也，中华诸多文化，自民俗、礼仪、工艺、戏曲、历史、文学，以至伦理、信仰，皆渐复起，中国医学之兴乃属必然。

迄今中医犹为国家医疗系统之辅，城市尤甚。何哉？盖一则西医赖声、光、电技术而于 20 世纪发展极速，中医则难见其进。二则国人惊羡西医之"立竿见影"，遂以为其事事胜于中医。然西医已自觉将入绝境：其若干医法正负效应相若，甚或负远逾于正；研究医理者，渐知人乃一整体，心、身非如中世纪所认定为二对立物，且人体亦非宇宙之中心，仅为其一小单位，与宇宙万象万物息息相关。认识至此，其已向中国医学之理念"靠拢"矣，虽彼未必知中国医学何如也。唯其不知中国医理何如，纯由其实践而有所悟，益以证中国之认识人体不为伪，亦不为玄虚。然国人知此趋向者，几人？

国医欲再现宋明清高峰，成国中主流医学，则一须继承，一须创新。继承则必深研原典，激清汰浊，复吸纳西医及我藏、蒙、维、回、苗、彝诸民族医术之精华；创新之道，在于今之科技，既用其器，亦参照其道，反思己之医理，审问之，笃行之，深化之，普及之，于普及中认知人体及环境古今之异，以建成当代国医理论。欲达于斯境，或需百年欤？予恐西医既已醒悟，若加力吸收中医精粹，促中医西医深度结合，形成 21 世纪之新医学，届时"制高点"将在何方？国人于此转折之机，能不忧虑而奋力乎？

予所谓深研之原典，非指一二习见之书、千古权威之作；就医界整体言之，所传所承自应为医籍之全部。盖后世名医所著，乃其秉诸前人所述，总结终生行医用药经验所得，自当已成今世、后世之要籍。

盛世修典，信然。盖典籍得修，方可言传言承。虽前此 50 余载已启医籍整理、出版之役，惜旋即中辍。阅 20 载再兴整理、出版之潮，世所罕见之要籍千余部陆续问世，洋洋大观。

今复有"中医药古籍保护与利用能力建设"之工程，集九省市专家，历经五载，董理出版自唐迄清医籍，都400余种，凡中医之基础医理、伤寒、温病及各科诊治、医案医话、推拿本草，俱涵盖之。

噫！璐既知此，能不胜其悦乎？汇集刻印医籍，自古有之，然孰与今世之盛且精也！自今而后，中国医家及患者，得览斯典，当于前人益敬而畏之矣。中华民族之屡经灾难而益蕃，乃至未来之永续，端赖之也，自今以往岂可不后出转精乎？典籍既蜂出矣，余则有望于来者。

谨序。

第九届、十届全国人大常委会副委员长

许嘉璐

二〇一四年冬

王 序

中医学是中华民族在长期生产生活实践中，在与疾病作斗争中逐步形成并不断丰富发展的医学科学，是中国古代科学的瑰宝，为中华民族的繁衍昌盛作出了巨大贡献，对世界文明进步产生了积极影响。时至今日，中医学作为我国医学的特色和重要医药卫生资源，与西医学相互补充、相互促进、协调发展，共同担负着维护和促进人民健康的任务，已成为我国医药卫生事业的重要特征和显著优势。

中医药古籍在存世的中华古籍中占有相当重要的比重，不仅是中医学术传承数千年最为重要的知识载体，也是中医为中华民族繁衍昌盛发挥重要作用的历史见证。中医药典籍不仅承载着中医的学术经验，而且蕴含着中华民族优秀的思想文化，凝聚着中华民族的聪明智慧，是祖先留给我们的宝贵物质财富和精神财富。加强对中医药古籍的保护与利用，既是中医学发展的需要，也是传承中华文化的迫切要求，更是历史赋予我们的责任。

2010 年，国家中医药管理局启动了中医药古籍保护与利用能力建设项目。这既是传承中医药的重要工程，也是弘扬优秀民族文化的重要举措，不仅能够全面推进中医药的有效继承和创新发展，为维护人民健康做出贡献，也能够彰显中华民族的璀璨文化，为实现中华民族伟大复兴的中国梦作出贡献。

相信这项工作一定能造福当今，嘉惠后世，福泽绵长。

国家卫生与计划生育委员会副主任

国家中医药管理局局长

中华中医药学会会长

王国施

二〇一四年十二月

马 序

　　新中国成立以来，党和国家高度重视中医药事业发展，重视古籍的保护、整理和研究工作。自 1958 年始，国务院先后成立了三届古籍整理出版规划小组，分别由齐燕铭、李一氓、匡亚明担任组长，主持制订了《整理和出版古籍十年规划 (1962—1972)》《古籍整理出版规划（1982—1990)》《中国古籍整理出版十年规划和"八五"计划（1991—2000)》等，而第三次规划中医药古籍整理即纳入其中。1982 年 9 月，卫生部下发《1982—1990 年中医古籍整理出版规划》，1983 年 1 月，中医古籍整理出版办公室正式成立，保证了中医古籍整理出版规划的实施。2002 年 2 月，《国家古籍整理出版"十五"（2001—2005）重点规划》经新闻出版署和全国古籍整理出版规划领导小组批准，颁布实施。其后，又陆续制定了国家古籍整理出版"十一五"和"十二五"重点规划。国家财政多次立项支持中国中医科学院开展针对性中医药古籍抢救保护工作，文化部在中国中医科学院图书馆专门设立全国唯一的行业古籍保护中心，国家先后投入中医药古籍保护专项经费超过 3000 万元，影印抢救濒危珍、善、孤本中医古籍 1640 余种，开展了海外中医古籍目录调研和孤本回归工作。2010 年，国家财政部、国家中医药管理局安排国家公共卫生专项资金，设立了"中医药古籍保护与利用能力建设项目"，这是继 1982～1986 年第一批、第二批重要中医药古籍整理之后的又一次大规模古籍整理工程，重点整理新中国成立后未曾出版的重要古籍，目标是形成并普及规范的通行本、传世本。

为保证项目的顺利实施，项目组特别成立了专家组，承担咨询和技术指导，以及古籍出版之前的审定工作。专家组中的许多成员虽逾古稀之年，但老骥伏枥，孜孜不倦，不仅对项目进行宏观指导和质量把关，更重要的是通过古籍整理，以老带新，言传身教，培养一批中医药古籍整理研究的后备人才，促进了中医药古籍保护和研究机构建设，全面提升了我国中医药古籍保护与利用能力。

作为项目组顾问之一，我深感中医药古籍保护、抢救与整理工作的重要性和紧迫性，也深知传承中医药古籍整理经验任重而道远。令人欣慰的是，在项目实施过程中，我看到了老中青三代的紧密衔接，看到了大家的坚持和努力，看到了年轻一代的成长。相信中医药古籍整理工作的将来会越来越好，中医药学的发展会越来越好。

欣喜之余，以是为序。

中国中医科学院研究员

马继兴

二〇一四年十二月

校注说明

罗天益（约 1219—1288），字谦甫，号容斋，元初真定路
藁城（今河北藁城）人。罗天益师从李东垣，为易水学派第三
代传人，在继承李东垣脾胃学说的基础上，博采众家之长，将
理论和实践相结合，形成了独特的学术特色，注重温补肾阳，
治病脾、胃、肾三脏共重，临证方法随所宜而取，以取效为度，
对东垣脾胃学说均有较大发展，著有《卫生宝鉴》。

《罗谦甫治验案》为裘庆元将《卫生宝鉴》中散在各卷的
罗天益医案加以摘录编辑而成。全书载医案 89 则，内科杂病居
多，间有外科、儿科医案，反映了罗天益临床思想与经验心得，
对研究易水学派学术思想和临床用药经验有较高学术价值。

《罗谦甫治验案》为裘庆元所刊《医药丛书十一种》之一，
全书二卷，卷上为《医药丛书》第一集之第三种，卷下为《医
药丛书》第二集之第四种，分别由绍兴医药学报社刊行于 1916
冬和 1918 年冬。

本次整理以天津高等医学技术学校图书馆所藏 1916～1918
年绍兴医药学报社木刻《医药丛书》本（简称绍兴本）为底
本。1989 年上海三联书店影印《历代中医珍本集成》，其中
《罗谦甫治验案》据《医药丛书十一种》，对其中讹误做了润
改，故本次整理以《历代中医珍本集成》本（简称"《珍本》
本"）为对校本。以明嘉靖十四年乙未（1535）明德堂刻本
《卫生宝鉴》、民国巢念修辑《罗谦甫医案》（简称巢抄）、人民
卫生出版社 1982 年《名医类案》（据清乾隆三十五年新安鲍氏
知不足斋刻本缩影）、人民卫生出版社 1984 年《续名医类案》

（据清光绪十二年信述堂刻本影印）为主要他校资料。

主要校注原则如下：

1. 采用简体字横排，进行标点。

2. 异体字、古字径改不出注。

3. 因笔画相近，写刻致误者，径改不出注。

4. 通假字于首见处出注。

5. 药物炮制之"炮"本书皆作"泡"，径改不出注。凡原书中"右几味"，统一改为"上几味"，不注。"证""症"及"胜""盛"并见，存旧，不作改动。

6. 每条医案皆注出处。

7. 对典故注明出处，说明寓义。

8. 每方制法、服法、禁忌等自成一段；掌故、验案一事一段；所论方药机理等酌加分段。若文字简短，亦不分段。

9. 底本每卷卷首皆有目录，今合并置于正文之前，并据正文标题校订目录。

10. 底本卷首原有"绍兴吉生裘庆元辑录、门人绍兴俊臣朱祖瑞暨阳仲友赵绥福同参校"字样，今删。

序

　　车轨日同，欧风东渐，医学亦由哲学而趋于科学。贯穿一气之学说，必别病理、诊断、治疗等科，立言似较易喻。夫穷研病理，精究诊断，归厥成功，全在治疗。而治疗之奏效与否，尤在经验。有经验则病理明，诊断确。古今中外，凡能发明一药之功用，一病之原因，无不由经验而过。至记载此治疗之经验，曰治验案。中国谓之医案，外国谓之病床日志，皆贯穿病理、诊断、治疗而记载之。文理虽殊，大体则同。中医数千年来，各家之医案夥矣，能言明病理，确定诊断，与夫治疗上之用药处方，一本于《灵》《素》《难》《脉》诸经奥旨者不多觏①也。罗谦甫先生为东垣之高足，得易老②之薪传。诊病用药，无不本于经旨，所有验案，皆在《卫生宝鉴》一书。如《名医类案》中所选者，亦多出其中。惜东鳞西爪，未获全编，而《卫生宝鉴》原书，版又毁失，将使一代名言，终归湮没。予素藏有全书抄本，乃时以精华惟在验案，故另录副册，以便随时翻阅。前年归里，原本存于沈寓，为某大僚久假不归，睹此一册，更自宝贵。近以《医药丛书》之刻，不敢自秘，编次二卷，公诸同道，名之曰《罗谦甫治验案》。虽非先生原书全豹，然留此庐山半面，庶亦聊胜于无。至书中每案自标题至方药，照本书一字不有加减。即其学说之与近时新理或稍相背处，

---

　　① 觏（gòu够）：遇见。
　　② 易老：金代著名医家张元素。易州（今河北易县）人，易水学派创始人，后世多敬称其为"易老"。

亦不敢僭评一语。盖时代不同，未便勉强牵扯，俾读之者，知古书自有古书意义也。惟是国医不振，岐黄之余绪将坠，而医学范围不知何日能由形下而渐臻形上，再自科学以趋于哲学，予于是书之编辑刊行，不禁感慨系之矣。

中华民国五年十月吉生裘庆元序于绍兴医药学报社

目 录

卷　上

饮食自倍肠胃乃伤治验①

癸丑岁②，予在王府③承应，至爪忽都④地面住冬⑤。有博儿赤⑥马剌，约年三旬有余。因猎得兔，以火炙食之，各人皆食一枚，惟马剌独食一枚半。抵暮至营，极困倦，渴饮潼乳⑦斗余。是夜腹胀如鼓，疼痛闷乱，卧而欲起，起而复卧，欲吐不吐，欲泻不泻，手足无所措。举家惊慌，请予治之，具说饮食之由。诊其脉，气口大二倍于人迎，乃饮食伤太阴经之候也。右手关脉又且有力，盖烧肉干燥，因而多食，则致渴饮，干肉得潼乳之湿，是以滂满⑧于肠胃，肠胃乃伤，非峻急之剂则不能去。遂以备急丸五粒，觉腹中转矢气，欲利不利。复投备急丸五粒，又与无忧散五钱，须臾大吐，又利十余行，皆物与清水相合而下，约二斗余，腹中空快，渐渐气调。至平旦，

---

① 饮食自倍……治验：出《卫生宝鉴》卷四。

② 癸丑岁：蒙古宪宗三年（1253）。

③ 王府：指忽必烈王府。

④ 爪忽都：爪忽都，蒙古语汉译地名，即金莲川（今内蒙古多伦西北闪电河北岸）。蒙古宪宗元年（1251）拖雷长子蒙哥继汗位，命其弟忽必烈总管漠南汉地，置藩府于其地。爪，原作"瓜"，据《元史·世祖本纪》等改。

⑤ 住冬：越冬，在相对温暖的地方越冬。

⑥ 博儿赤：蒙古语音译，元代官名，掌烹饪以奉上，类似"司膳"。

⑦ 潼（dòng 动）乳：乳汁。潼，原作"潼"，据文义改。

⑧ 滂满：盈溢。

以薄粥饮少少与之。三日后再以参术之药调其中气，七日而愈。

或曰：用峻急之药，汝家平日所戒，今反用之何也？予对曰：理有当然，不得不然，《内经》曰：水谷入胃，则胃实而肠虚，食下，则肠实而胃虚。更虚更实，此肠胃传化之理也。今饮食过节，肠胃俱实，胃气不能腐熟，脾气不能运化，三焦之气不能升降，故成伤也。大抵内伤之理，伤之微者，但减食一二日，所伤之物自得消化，此良法也。若伤之稍重者，以药内消之。伤之太重者，以药除下之。《痹论》有云：阴气者，静则神藏，躁则消亡。饮食自倍，肠胃乃伤。今因饮食太过，使阴气躁乱，神不能藏，死在旦夕矣。孟子云：若药不瞑眩，厥疾弗瘳①。峻急之剂，何不可用之有？或者然之。

温中益气治验②

中书左丞相③史公④，年六旬有七，至元丁卯⑤九月间，因内伤自利数行，觉肢体沉重，不思饮食，嗜卧懒言语，舌不知味，腹中疼痛，头亦痛而恶心。医以通圣散大

---

① 药不瞑眩……弗瘳：语见《尚书·说命》。瞑眩，头晕目眩。瘳，病愈。

② 温中益气治验：出《卫生宝鉴》卷五。

③ 中书左丞相：元代以中书省总领政务，长官为中书令，其下设右、左丞相各一员。

④ 史公：史天泽，字润甫。永清（今属河北）人。元初名将，官拜中书右丞相、辅国上将军。溢"忠武"。追赠太尉，后累赠太师，并进封镇阳王。元世祖至元四年（1267）任中书左丞相。

⑤ 至元丁卯：元世祖至元四年（1267）。

作剂料服之，覆以厚衣，遂大汗出，前症不除而反增剧。易数医，四月余不愈。予被召至燕，命予治之。诊视，得六脉沉细而微弦，不欲食，食即呕吐，中气不调，滞于升降，口舌干燥，头目昏眩，肢体倦怠，足胻①冷，卧不欲起。丞相素不饮酒，肢体本瘦，又因内伤自利，又复获汗，是重竭津液，脾胃愈虚，不能滋荣周身百脉，故使然也。非甘辛大温之剂，则不能温养其气。经云：脾欲缓，急食甘以缓之。又脾不足者，以甘补之。黄芪、人参之甘补脾缓中，故以为君，形不足者，温之以气；当归辛温，和血润燥；木香辛温，升降滞气；生姜、益智、草豆蔻仁辛甘大热，以荡中寒，理其正气；白芍、炙甘草、橘皮甘②苦温，乃厚肠胃；麦蘖面宽肠胃而和中；神曲辛热，导滞消食而为佐使也。上件㕮咀一两，水煎服之，呕吐止，饮食进，越三日，前症悉去。左右侍者曰：前症虽去，九日不大便，如何？予曰：丞相年高气弱，既利且汗，脾胃不足，阳气亏损，津液不润也，岂敢以寒凉有毒之剂下之？仲景曰：大发汗后，小便数，大便坚，不可用承气汤。如此虽内结，宜以蜜煎导之③。须臾去燥屎二十余块，遂觉腹中空快，上下气调。又以前药服之，喜饮食。但有所伤，则以橘皮枳术丸消导之。至月余，其病乃得平复。丞相曰：病既去矣，当服何药以防其复来？予

---

① 胻（héng 横）：小腿上部。
② 甘：原脱，据《卫生宝鉴》卷五补。
③ 大发汗后……蜜煎导之：语本《伤寒论·辨阳明病脉证并治》。

曰：不然。但慎言语，节饮食，不可服药①。夫用药如用刑，民有罪则刑之，身有疾则药之。无罪妄刑，是谓虐②民；无病妄药，反伤正气。《军志》有曰，允当则归③。服而舍之④可也。丞相悦而然之。

虚中有热治验⑤

建康道⑥按察副使⑦奥屯周卿⑧子，年二十有三，至元戊寅⑨三月间，病发热，肌肉消瘦，四肢困倦，嗜卧盗汗，大便溏多，肠鸣，不思饮食，舌不知味，懒言语，时来时去，约半载余。请予治之，诊其脉浮数，按之无力，正应王叔和浮脉歌⑩曰：脏中积冷荣中热，欲得生精要补虚。先灸中脘，乃胃之经也，使引清气上行，肥腠理。又灸气海，乃生发元气，滋荣百脉，长养肌肉。又灸三里，乃胃

① 服药：《名医类案》卷二作"再药"，义胜。

② 虐：原作"疟"，据《卫生宝鉴》卷五改。

③ 军志……则归：语出《左传·僖公二十八年》，此处引以喻用药当适可而止。《军志》，古兵书名。允当，适当其可。《左传·僖公二十八年》杜预注："无求过分。"

④ 服而舍之：语出《左传·隐公十一年》，原意为接受败方降服，此喻邪气已退，无需用药。"舍"通"赦"，免罪或免罚。

⑤ 虚中有热治验：出《卫生宝鉴》卷五。

⑥ 建康道：即江东建康道，元代监察区，属江南行台。

⑦ 按察副使：元承宋制，设提刑按察使司，后改为肃政廉访使司，置提刑按察使、副使等，掌一省刑名、诉讼，并监察地方官员。

⑧ 奥屯周卿：元代散曲家，女真族人，姓奥屯，汉名希鲁，字周卿。"奥屯"原作"粤毛"，据《卫生宝鉴》卷五、《名医类案》卷五改。

⑨ 至元戊寅：元世祖至元十五年（1278）。

⑩ 王叔和浮脉歌：宋元时有《王叔和脉诀》，题王叔和撰。今人考证为五代（一说六朝）高阳生托名而作。

之合穴，亦助胃气，撤上热，使下于阴分。以甘寒之剂泻热火，佐以甘温，养其中气。又食粳米、羊肉之类，固其胃气。戒其慎言语，节饮食，惩忿窒欲①。病气日减，数月气得平复，逮二年，肥盛倍常。

或曰：世医治虚劳病，多用苦寒之剂。君用甘寒之药，羊肉助发热，人皆忌之。今食羊肉、粳米之类，请详析之。予曰：《内经》云：火位之主，其泻以甘。《脏气法时论》云：心苦缓，急食酸以收之，以甘泻之。泻热补气，非甘寒不可。若以苦寒以泻其土，使脾土愈虚，火邪愈盛。又曰：形不足者，温之以气；精不足者，补之以味。劳者温之，损者益之。《十剂》云：补可去弱，人参、羊肉之属是也②。先师③亦曰：人参能补气虚，羊肉能补血虚。虚损之病食羊肉之类，何不可之有？或者叹曰：洁古之学，有自来矣。

发狂辨④

甲寅岁⑤四月初，予随斡耳朵⑥行至界河⑦里住。丑厮兀阑病五七日，发狂弃衣而走，呼叫不避亲疏，手执渾

① 惩忿窒欲：谓消除忿怒，节制欲望。
② 补可去弱……是也：语本《证类本草》卷一。
③ 先师：此处指李东垣。
④ 发狂辨：出《卫生宝鉴》卷六。
⑤ 甲寅岁：蒙古宪宗四年（1254）。
⑥ 斡耳朵：辽时的宫卫（即禁卫军），金元沿用。
⑦ 界河：宋辽分界之河。史载河流名称很多，按《静海县志》界河即天津河。

乳，与人饮之，时人皆言疯魔了。巫师祷之，不愈而反剧。上闻，命予治之。脉得六至，数日不得大便，渴饮潼乳。予思之，北地高寒，腠理致密，少有病伤寒者。然北地此时乍寒乍热，因此触冒寒邪，失于解利，因转属阳明证，胃实谵语，又食羊肉以助其热，两热相合，是谓重阳则狂。阳胜宜下，急以大承气汤一两半，加黄连二钱，水煎服之，是夜下利数行燥屎二十余块，得汗而解。翌日再往视之，身凉脉静，众人皆喜。曰：罗谦甫医可^①疯魔的也！由此可见伤寒非杂证之比，六经不同，传变各异。诊之而疑，不知病源，互相侮嫉。呜呼！嗜利贪名，耻于学问，此病何日而愈耶？

阳证治验^②

南省^③参议官^④常德甫，至元甲戌^⑤三月间赴大都^⑥。路感伤寒证，勉强至真定^⑦，馆于常参谋^⑧家，迁延数日，病不差。总府^⑨李经历^⑩并马录事^⑪来求治，予往视之。诊

---

① 医可：即"可医"。元代人用语习惯。
② 阳证治验：出《卫生宝鉴》卷六。
③ 南省：唐代尚书省（元代中书省）设在宫城之南，故称南省，后因之。
④ 参议官：官名。元朝中书省设参议中书省事。
⑤ 至元甲戌：元世祖至元十一年（1274）。
⑥ 大都：元朝都城，即今北京。
⑦ 真定：即真定府，或府之治所真定县（即今河北正定县）。
⑧ 参谋：官名，是各路统帅所属幕僚之一，掌出谋划策、参议咨询。
⑨ 总府：元代路总管府省称。
⑩ 经历：掌衙门案牍、管辖吏员、处理日常公务的官员。
⑪ 录事：官府里掌文书、纠查缺失的佐吏。

得两手六脉沉数，外证身却凉，四肢厥逆，发斑微紫，见于皮肤，唇及齿龈破裂无色，咽喉①声嗄②，默默欲眠，目不能闭，精神郁冒，反侧不安。此证乃热深厥亦深，变成狐惑，其证最急。询之从者，乃曰：自内丘县③感冒头痛，身体拘急，发热恶寒，医以百解散④发之，汗出浃背，殊不解。每经郡邑，治法一同，发汗极多，遂至如此。予详其说，兼平昔膏粱积热于内，已燥津液，又兼发汗过多，津液重竭，因转属阳明，故大便难也。急以大承气汤下之，得更衣，再用黄连解毒汤，病减大半，复与黄连犀角汤，数日而安。自⑤此德甫交情愈厚也。

阴证治验⑥

至元己巳⑦六月，予住夏⑧于上都⑨。金院⑩董彦诚⑪，年逾四旬，因劳役过甚，烦渴不止，极饮湩乳，又伤冷物，遂自利肠鸣腹痛，四肢逆冷，冷汗自出，口鼻气亦

---

① 咽喉：《卫生宝鉴》卷六作"咽干"。

② 嗄（shà 煞）：嗓音嘶哑。

③ 内丘县：今河北省内丘县。

④ 百解散：疑为《是斋百一选方》卷七"百解散"。

⑤ 自：原脱，据《卫生宝鉴》卷六补。

⑥ 阴证治验：出《卫生宝鉴》卷六。

⑦ 至元己巳：元世祖至元六年（1269）。

⑧ 住夏：避暑。藏传佛教地区（包括蒙古）寺庙每年六至八月间举行住夏活动。

⑨ 上都：即开平，在今内蒙古多伦西北（正蓝旗东）闪电河北岸。

⑩ 金院：官名，金书枢密院事的简称。始于宋代，元承宋制，在枢密院（中央最高军事机构）仍置。

⑪ 董彦诚：董文忠，字彦诚，官至金书枢密院事。

冷，六脉如蛛丝，时发昏愦。众大医议之，以葱熨脐下，又以四逆汤五两，生姜二十片①，连须葱白九茎，水三升，煮至一升，去渣凉服。至夜半，气温身热，思粥饮，至天明而愈。《玉机真脏论》云：脉细皮寒，气少泄利，饮食不入，此谓五虚。浆粥入胃，则虚者活。信哉！鲁斋许先生②闻之，叹曰：病有轻重，方有大小，治有缓急，金院之证，非大方从权急治，则不能愈也。《至真要大论》云：补下治下，制以急，急则气味厚。此之谓也。

阴气有余多汗身寒③

真定府武德卿，年四十六岁。至元丙子④三月间，因忧思劳役，饮食失节得病，肢体冷，口鼻气亦凉，额上冷汗出，时发昏愦，六脉如蛛丝。一医作风证，欲以宣风散下之。予因思钱氏《小儿论》制宣风散，谓小儿内伤脾胃，或吐或泻，久则风邪陷入胃中而作飧泄，散中有结，恐传慢惊，以宣风散导去风邪，《内经》云久风为飧泄，正此谓也。今德卿形证乃阴盛阳虚，苦寒之剂非所宜也。《内经》云：阴气有余，为多汗身寒。又《阴阳应象论》云：阴盛则身寒汗出，身常清⑤，数栗而寒，寒而厥。

---

① 片：原作"觔（斤）"，《珍本》本润改作"片"，据《卫生宝鉴》卷六改。

② 鲁斋许先生：许衡，字平仲，号鲁斋，元代理学家、天文学家、政治家。

③ 阴气有余多汗身寒：出《卫生宝鉴》卷六。

④ 至元丙子：元世祖至元十三年（1276）。

⑤ 清：冷。

《调经篇》亦云：阴盛生内寒。岐伯曰：厥气上逆，寒气积于胸中而不泻，不泻则温气去，寒独留，故寒中。东垣解云：此脾胃不足，劳役形体，中焦营气受病，末传寒中①，惟宜补阳。遂以理中汤加黑附子，每服五钱，多用葱白煎羊肉汤，取精汁一大盏调服之，至夕四肢渐温，汗出少。夜深再服，翌日精神出，六脉生，数服而愈。

尝记李思顺云：证者，证也。病状于中，证形于外。凡学医道，不看《内经》，不求病源，妄意证病，又执其方，此皆背本趣末之务，其误多矣，宜慎思之。

风中血脉治验②

太尉③忠武史公④，年六十八岁。于至元戊辰⑤十月初，侍国师⑥于圣安寺⑦丈室⑧中，煤炭火一炉在左侧边，遂觉面热，左颊微有汗。师及⑨左右诸人皆出，因左颊疏

---

① 末传寒中：原作"未传变中"。《卫生宝鉴》卷六作"已传寒中"四字、据《名医类案》卷五改。

② 风中血脉治验：出《卫生宝鉴》卷八。

③ 太尉：元代荣誉职官衔名。

④ 忠武史公：元朝将领史天泽，赠太尉，后累赠太师，进封镇阳王，谥忠武。

⑤ 至元戊辰：元世祖至元五年（1268）。

⑥ 国师：官名，总制院的长官。

⑦ 圣安寺：佛寺名，建于金章宗时，在今北京市。"寺"字原脱，据《卫生宝鉴》卷八补。

⑧ 丈室：寺主的居室。《维摩诘经》载早期佛教大居士维摩诘的居处仅纵横十笏（大臣上朝所持手板），因有方丈、丈室之名。

⑨ 及：原作"友"，形近而讹，据《卫生宝鉴》卷八改。

缓，被风寒客之，右颊急，口㖞于右。脉得浮紧，按之洪缓。予举医学提举①忽君吉甫②专科针灸，先于左颊③上灸地仓穴一七壮，次灸颊车穴二七壮，后于右颊上热手熨之。议以升麻汤加防风、秦艽、白芷、桂枝发散风寒，数服而愈。

或曰：世医多以续命汤等药治之，今君用升麻汤加四味，其理安在？对曰：足阳明经起于鼻，交頞④中，循鼻外，入上齿中，手阳明经亦贯于下齿中，况两颊皆属阳明。升麻汤乃阳明经⑤药，香白芷又行手阳明之经，秦艽治口噤，防风散风邪，桂枝实表而固荣卫，使邪不能再伤，此其理也。夫病有标本经络之别，药有气味厚薄之殊，察病之源，用药之宜，其效如桴鼓之捷⑥。不明经络所过，不知药性所在，徒执一方，不惟无益，而又害之者多矣。学者宜精思之。

---

① 医学提举：元代置医学提举司，长官为医学提举。

② 忽君吉甫：忽泰必烈，字吉甫。又称忽公泰、忽吉甫，蒙古族人，曾任翰林集贤直学士、中顺大夫。元代针灸医家，著有《金兰循经取穴图解》。

③ 左颊：原脱，据《卫生宝鉴》卷八补。

④ 頞（è遏）：鼻根。

⑤ 经：原脱，因上下文所论为"手足阳明经"，据文义及《卫生宝鉴》卷八、《名医类案》卷一补。

⑥ 捷：《卫生宝鉴》卷八作"应"。

风中腑兼中脏①

顺德府②张安抚③，字耘夫，年六十一岁，于己未④闰⑤十一月初患风证，半身不遂，语言蹇涩，心神昏愦，烦躁自汗，表虚恶风，如洒水雪，口不知味，鼻不闻香臭，闻木音则惊怖，小便频多，大便结燥。若用大黄之类下之，却便饮食减少，不敢用。不然则满闷，昼夜不得瞑目而寐，最苦。于此约有三月余，凡三易医，病全不减。至庚申年⑥三月初七日，又因风邪，加之痰嗽，嗌⑦干燥疼痛不利，唾多，中脘气痞似噎。予思《内经》有云⑧：风寒伤形，忧恐忿怒伤气，气伤脏乃病，脏病形乃应⑨。又云：人之气，以天地之疾风名之⑩。此风气下陷入阴中，不能生发上行，则为病矣。又云：形乐志苦，病生于脉⑪。神先病也，邪风加之，邪入于经，动无常处，前证互相出现。治病必求其本，邪气乃服。论时月则宜升阳，补脾胃，泻风木，论病则宜实表里，养卫气，泻肝木，润燥，

---

① 风中腑兼中脏：出《卫生宝鉴》卷八。

② 顺德府：今河北邢台一带。

③ 安抚：安抚司，多置于边疆和少数民族地区，相当路一级的行政区。设有安抚使。

④ 己未：蒙古宪宗九年（1259）。

⑤ 闰：原作"间"，据《卫生宝鉴》卷八改。

⑥ 庚申年：元世祖中统元年（1260）。

⑦ 嗌（yì 义）：咽喉。《卫生宝鉴》卷八作"咽"。

⑧ 云：原脱，据《卫生宝鉴》卷八补。

⑨ 风寒伤形……脏病形乃应：语本《灵枢·寿夭刚柔》。

⑩ 人之气……疾风名之：语出《素问·阴阳应象大论》。

⑪ 形乐……生于脉：语出《灵枢·九针论》。

益元气，慎喜怒，是治其本也，宜以加减冲和汤治之。服方：

柴胡、黄芪各五分，升麻、当归、甘草（炙）各三分，半夏、黄柏（酒浸）、黄芩、人参、陈皮、芍药以上六味各二分，上十一味哎咀，作一服，水二盏煎至一盏，去渣温服。如自汗，加黄芪五分；嗽者，加五味子二十粒。昼夜不得眠，乃因心事烦扰，心火内动，上乘阳分，卫气不得交入阴分，故使然也，以朱砂安神丸服之，由是昼夜得睡。十日后安抚曰：不得睡三月有余，今困①睡不已，莫非他病生否？予曰：不然。卫气者，昼则行阳二十五度，夜则行阴亦二十五度。此卫气交入阴分，循其天度，故安抚得睡也，何病之有也？止则②眼白睛红，隐涩难开，宜当归连翘汤洗之。方：

黄连　黄柏各五分　连翘四分　当归　甘草各三分

上作一服，水二盏煎至一盏，去渣，时时热洗之。十三日后，至日晡微有闷乱不安，于前冲和汤中又加柴胡三分，以升少阳之气，饮三服，至十五日全得安卧，减自汗恶寒燥热，胸膈痞闷，小便多，服药之后小便减少，大便一二日一行，鼻闻香，口知味，却③饮食如常。脉微弦而柔和，按之微有力。止则咽喉中妨闷，会厌后肿，舌赤，早晨④语言快利，午后微涩，宜以玄参升麻汤治之方：

---

① 困：原作"因"，据《卫生宝鉴》卷八改。
② 则：《卫生宝鉴》卷八作"有"，义胜。
③ 却：《卫生宝鉴》卷八无此字。
④ 晨：原作"夜"，据《卫生宝鉴》卷八改。

升麻　黄连各五分　黄芩炒，四分　连翘　桔梗各三分
玄参　鼠粘子①　甘草　白僵蚕各二分　防风一分

上十味㕮咀，作一服，水二盏煎至七分，去渣，稍热
噙嗽，时时咽之，前证良愈。止则牙齿无力，不能嚼物，
宜用牢牙散治之。方：

羊头骨灰②　升麻各三钱　生地黄　石膏　黄连各一钱
白茯苓　人参各五分　梧桐律③三分

上为极细末，入麝香少许，研匀，卧时擦牙，后以温
水漱之。

安抚初病时，右肩臂膊痛无主持，不能举动，多汗
出，肌肉瘦，不能正卧，卧则痛甚。经曰：汗出偏沮，使
人偏枯④。予思《内经》云：虚与实邻，决而通之。又
云：留瘦⑤不移，节而刺之。使经络通和，血气乃复。又
言陷下灸之。为阳气下陷入阴中，肩膊时痛，不能运动，
以火导之，火引而上，补之温之。已上证皆宜灸刺，谓此
先刺十二经之井穴。于四月十二日右肩臂上肩井穴内先
针，后灸二七壮，及至疮发，渐于枯瘦处渐添肌肉，汗出
少，肩臂微有力。至五月初八日再灸肩井，次于尺泽穴各
灸二十八壮，引气下行，与正气相获⑥，次日臂膊又添气
力，自能摇动矣。时值仲夏，暑热渐盛，以清肺饮子补肺

① 鼠粘子：牛蒡子。也作黍粘子。
② 羊头骨灰："头"原作"洞"，据《卫生宝鉴》卷八改。
③ 梧桐律：即胡桐泪，胡杨树脂入土中后形成的结晶。
④ 汗出……偏枯：语出《素问·生气通天论》。
⑤ 留瘦：久病而体瘦。语出《素问·三部九候论》。
⑥ 获：《卫生宝鉴》卷八作"接"，义胜。

气养脾胃定心气。方：

白芍药五分　人参　升麻　柴胡各四钱① 　天门冬去心
麦门冬去心，各三分　陈皮二分半　甘草生　黄芩　黄柏
甘草炙，各二分

上十一味呎咀，作一服，水二盏煎至一盏，去渣，温
服，食后。汗多者，加黄芪五分。后以润肠丸治胸膈痞闷
大便涩滞。方：

麻子仁另研　大黄酒煨，各一两五钱　桃仁泥子　当归
尾　枳实麸炒　白芍药　升麻各②半两　人参　生甘草　陈
皮各三钱　木香　槟榔各二钱

上十二味，除麻仁、桃仁外为末，却入二仁泥子，去
油③，蜜丸④如桐子，每服七八十丸，温水食前送下。

初六日得处暑节，暑⑤犹未退，宜微收实皮毛，益卫
气。秋以胃⑥气为本，以益气调荣汤主之，本药中加时
药⑦，使邪气不能伤也。方：人参三分（臣），益气和中；
当归二分（佐），和血润燥；陈皮去白二分（佐），顺气
和中；熟地黄二分（佐），养血润燥，泻阴火；白芍四分
（臣），补脾胃，微收，治肝木之邪；升麻二分（使）⑧，

---

① 　钱：《卫生宝鉴》卷八亦作"钱"，据全方疑当作"分"。
② 　各：原脱，据方义补。
③ 　去油：原脱，据《卫生宝鉴》卷八补。
④ 　丸：原脱，据《卫生宝鉴》卷八补。
⑤ 　暑：原脱，据《卫生宝鉴》卷八补。
⑥ 　胃：原作"卫"，据《卫生宝鉴》卷八及《素问·平人气象论》改。
⑦ 　时药：应时之药。
⑧ 　二分使：原脱，据《卫生宝鉴》卷八补。

使阳明气上升，滋荣百脉；黄芪五分（君），实皮毛，止自汗，益元气；半夏泡三分（佐），疗风痰①，强胃进食；白术二分（佐），养胃②和中，厚肠胃；甘草炙二分（佐③），引用，调和诸药，温中益气；柴胡二分（使），引少阳之气出于胃中，乃风行于天上。麦门冬去心三分（佐），犹有暑气未退，故加之安肺气，得秋分节不用。上十二味㕮咀，作一服，水二盏煎至一盏，去渣，温服。忌食辛热之物，反助暑气，秋气不能收也。正气得复而安矣。

风邪入肝④

绍兴癸丑⑤，予待次⑥四明⑦，有董生者患神气不宁，卧则梦飞扬，虽身在床而神魂离体，惊悸多魇，通宵不寐。更数医，无效。予为诊视之，询曰：医作何病治之？董曰：众皆以为心病。予曰：以脉言之，肝经受邪，非心也。肝经因虚，邪气袭之。肝，藏魂者也，游魂为变。平人肝不受邪，卧则魂归于肝，神静而得寐。今肝有邪，魂

---

① 痰：原作"疾"，据《卫生宝鉴》卷八改。

② 胃：原作"卫"，据《卫生宝鉴》卷八改。

③ 佐：原作"作"，《卫生宝鉴》卷八作"伍"。按本方每味药物下皆注"君、臣、佐、使"，依文意改。

④ 风邪入肝：此案出《类证普济本事方》卷一，为宋代许叔微案，《卫生宝鉴》录于卷八"风中脏诸方"后。

⑤ 绍兴癸丑：宋高宗绍兴三年（1133）。

⑥ 待次：古时官员授职后依资历补缺。又，"待"原作"住"，据《类证普济本事方》卷一改。

⑦ 四明：今浙江宁波，以境内有四明山得名。

不得归，是以卧则魂扬，若离体也。肝主怒，故小怒则剧。董生欣然曰：前此①未知闻也，虽未服药，似觉沉疴去体矣。愿求药治之。予曰：公且持此说与众医议所治之方而徐质之。阅旬日复至，云：医徧②议古今方③书，无与病对者。故予处此二方以赠之，服一月而病悉除。

此方以真珠母为君，龙齿佐之。真珠母入肝经④为第一，龙齿与肝同类故也。龙齿、虎睛，今人例以为镇心药，殊不知龙齿安魂，虎睛定魄，各言其类也。东方苍龙，木也，属肝而藏魂；西方白虎，金也，属肺而藏魄。龙能变化，故魂游而不定；虎能专静，故魄止而能守。予谓治魄不宁者宜以虎睛，治魂飞扬者宜以龙齿。万物有成理而不说，亦在夫人达之而已。

真珠丸，治肝经因虚，内受风邪，卧则魂散不安⑤，状如惊悸。

真珠母⑥　熟地黄　当归各一两五钱　酸枣仁　柏子仁人参各一两　犀角　茯神　沉香　龙齿各半两　虎睛一对

加麝香三钱。上为末，蜜丸如桐子大，辰砂为衣，每

---

① 此：原作"次"，据《类证普济本事方》卷一改。

② 徧：同"遍"。《说文解字·彳部》朱骏声通训定声："徧，字亦作'遍'。"

③ 方：原脱，据《类证普济本事方》卷一补。

④ 经：原脱，据《类证普济本事方》卷一补。

⑤ 安：《卫生宝鉴》卷八作"守"，义胜。

⑥ 真珠母：即石决明。

服四五十丸，金银薄荷汤①下，日午夜卧服。

独活汤

独活黑者 人参 羌活 防风 前胡 细辛 沙参 五味子 白茯苓 半夏曲② 甘草 酸枣仁各一两

上十二味㕮咀，每服四钱，水一盏半，生姜三片，乌梅半个，煎七分，去渣温服，不拘时。

中脏治验③

真定府临济寺④赵僧判⑤，于至元庚辰⑥八月间患中风，半身不遂，精神昏⑦愦，面红颊赤，耳聋鼻塞，语言不出。诊其两手，六脉弦数。尝记洁古有云：中脏者多滞九窍，中腑者多著四肢⑧。今语言不出，耳聋鼻塞，精神昏愦，是中脏也；半身不遂，是中腑也。此脏腑俱受病邪。先以三化汤一两，内疏三两行，散其壅滞，使清气上升，充实四肢。次与至宝丹加龙骨、南星，安心定志养神治之，使各脏之气上升，通利九窍，五日音声出，语言少

---

① 金银薄荷：为"金钱薄荷"之误。元代曾世荣《活幼心书》有《议金银薄荷》一条，对此有详考。明代李时珍《本草纲目》引汪机语以其"叶小颇圆如钱"故名，并曰"书作'金银'误矣"。

② 半夏曲：《类证普济本事方》卷一作"半夏"二字。

③ 中脏治验：出《卫生宝鉴》卷八，作"风中脏治验"。

④ 临济寺：佛教禅宗五家之一临济宗的祖庭，始建于唐宣宗时，在今河北正定。

⑤ 僧判：元朝管理佛教事务的僧官，设于各路僧录司，掌理僧尼词讼。

⑥ 至元庚辰：元世祖至元十七年（1280）。

⑦ 昏：原脱，据《卫生宝鉴》卷八、《名医类案》卷一及下文"精神昏愦"句补。

⑧ 中脏者……多著四肢：语见《素问病机气宜保命集》卷中。

利。后随四时脉证加减，用药不均，即稍能行步。日以绳络其病脚，如履阈①或高处，得人扶之方可逾也。又刺十二经之井穴，以接经络，翌日不用绳络，能行步。几百日，大势尽去，戒之慎言语，节饮食，一年方愈。

惊痫治验②

魏敬甫之子，四岁，一长老摩顶授记③，众僧念咒，因而大恐，遂惊搐④，痰涎壅塞，目多白睛，项背强急，喉中有声⑤，一时许方省。后每见衣皂⑥之人，辄发。多服朱、犀、龙、脑⑦镇坠之药，四十余日，前证仍在，又添行步动作神思如痴。命予治之，诊其脉沉弦而急。《黄帝针经》云：心脉满大，痫瘈筋挛。又肝脉小急，痫瘈筋挛。盖小儿血气未定，神气尚弱，因而惊恐，神无所依，又动于肝，肝主筋，故痫瘈筋挛。病久气弱小儿，易为虚实，多服镇坠凉寒之药，复损其气，故行步动作如痴，《内经》云暴挛痫眩，足不任身，取天柱穴⑧者是也。天柱穴乃足太阳之脉所发，阳跷附而行也。又云：癫痫瘈疭，不知所苦，两跷

① 阈（yù 玉）：门坎。
② 惊痫治验：出《卫生宝鉴》卷九。
③ 摩顶授记：佛教授戒传法时以手摩顶并授予受戒者将来证果预记的仪轨。
④ 搐：原作"瘖"，据《卫生宝鉴》卷九、《名医类案》卷十二改。
⑤ 喉中有声：原作"喉无声"三字，据《卫生宝鉴》卷九、《名医类案》卷十二补正。
⑥ 皂：黑衣。
⑦ 脑：《卫生宝鉴》卷九、《名医类案》卷十二作"麝"。
⑧ 暴挛痫眩……取天柱穴：语本《灵枢·寒热病》。

主之，男阳女阴①。洁古老人云：昼发，取阳蹻申脉，夜发，取阴蹻照海，先各灸二七壮。阳蹻，申脉穴，在外踝下容爪甲白肉际陷中；阴蹻，照海穴，在足内踝下陷中是也。后再与沉香天麻汤，服三剂而痊愈。方：

沉香　川乌炮，去皮　益智仁各二钱　甘草炙　僵蚕②各一钱五分　独活四钱　羌活五钱　天麻　黑附子炮，去皮　半夏泡　防风各三钱　当归一钱五分

上十二味㕮咀，每服五钱，水二盏，姜三片，煎一盏，温服，食前。忌生冷硬物，寒处坐卧。

《素问·举痛论》云恐则气下，精竭而上焦闭，又曰从下上者，引而去之③。以羌活、独活苦温味之薄者，阴中之阳，引气上行，又入太阳之经为引用，故以为君；天麻、防风辛温以散之，当归、甘草辛甘温以补气血不足，又养胃气，故以为臣；黑附、川乌、益智大辛温，行阳退阴，又治客寒伤胃；肾主五液，入脾为涎，以生姜、半夏燥湿化痰；《十剂》云重可去怯，以沉香辛温体重，清气④去怯安神，故以为使。气味相合，升阳补胃，恐怯之气，自得平矣。

---

① 癫痫瘛疭……男阳女阴：语本《灵枢·官能》。
② 僵蚕：《卫生宝鉴》卷九作"姜屑"。《名医类案》卷十二作"生姜"。
③ 从下……去之：语本《灵枢·官能》。
④ 清气：《卫生宝鉴》卷九作"下气"，义胜。

疠风刺法并治验^①

《内经》曰：脉风成疠^②。又云：风气与太阳俱入，行诸脉俞^③，散于分肉之间，卫气相干，其道不利，故使肉愤䐜^④而有疡^⑤。卫气有所凝而不行，故肌^⑥肉不仁也。夫疠风者，有营卫热胕^⑦，其气不清，故使鼻柱坏而色败，皮肤疡溃。风寒客于脉不去，名曰疠风，或名曰寒热病^⑧。大风之病，骨节重，眉鬓^⑨坠，名曰大风。刺其肌肉，故汗出百日，刺骨髓，汗出百日，凡二百日，鬓眉^⑩生而止针^⑪。按疠风者，数刺其肿上，以锐针针其处，按出其恶气，肿尽乃止，当^⑫食方食，无食他食^⑬。

戊寅岁^⑭正月，段库使^⑮病大风，满面连颈极痒，眉

---

① 疠风刺法并治验：出《卫生宝鉴》卷九。
② 脉风成疠：语本《素问·脉要精微论》。
③ 俞：原作"愈"，据《素问·风论》《卫生宝鉴》卷九改。
④ 愤䐜：原作"䐜胀"，据《素问·风论》《卫生宝鉴》卷九改。
⑤ 疡：原作"伤"，据《素问·风论》改。
⑥ 肌：原作"肥"，据《卫生宝鉴》卷九改。
⑦ 营卫热胕：《素问·风论》作"荣气热胕"。胕，同"腐"。
⑧ 风气与太阳……寒热病：语本《素问·风论》。
⑨ 眉鬓：《素问·长刺节论》作"须眉"。
⑩ 鬓眉：《素问·长刺节论》作"须眉"。
⑪ 大风之病……止针：语本《素问·长刺节论》。
⑫ 当：《灵枢·四时气》作"常"。又，《卫生宝鉴》卷九"当食方食，无食他食"作"常食淡食，勿食辛食"。
⑬ 疠风者……无食他食：语本《灵枢·四时气》。
⑭ 戊寅岁：据农汉才考证，此案和《东垣试效方》卷九"杂方门"中的段库史案为同一病案，故此处"戊寅岁"当作"戊申岁"，即蒙古海迷失后元年（1248）。
⑮ 库使：掌管库事的官员。

毛已脱落。须以热汤沃之则稍缓，昼夜数次沃之，砭刺亦缓。先师曰：脉风者疠风也，荣卫热胕，其气不清，故使鼻柱坏，皮肤色败。大风者，风寒客于脉而不去，治之当刺其肿上，以锐针针其处，按出其恶气，肿尽乃至。当食方食，无食他食。宜以补气泻营汤治之，此药破血散热，升阳去痒，泻营，辛温散之，甘温升之，以行阳明之经，泻心火，补肺气，乃正治之方。

升麻　连翘各六分　桔梗五分　黄芩四分　生地黄四分　苏木　黄连　黄芪　全蝎各三分　人参　白豆蔻各二分　甘草半分①　地龙三分　桃仁三个　蟅虫去足、翅，三个　胡桐泪研，一分　麝香少许　当归三分　水蛭炒烟尽，三个

上十九味，除连翘别剉，胡桐泪研，白豆蔻为末，麝香、蟅虫、水蛭令为末，余药都作一服，水二碗，酒一盏，入连翘同煎至一盏，去渣，再入胡桐泪、白豆蔻、麝香等，再上火煎至七分，稍热服，午后饭前服②。忌酒面生冷硬物。

气虚头痛治验③

柏参谋名德，字仲实，年六十一岁。壬子年④二月间，

---

① 半分：《卫生宝鉴》卷九作“一分半”。
② 午后饭前服：《卫生宝鉴》卷九作“早饭后午饭前服”七字，义胜。
③ 气虚头痛治验：出《卫生宝鉴》卷九。
④ 壬子年：蒙古宪宗二年（1252）。

患头痛不可忍，昼夜不得眠。郎中①曹通甫②邀予视之。其人云：近在燕京，初患头昏闷微③痛，医作伤寒解之，汗出后，痛转加。复汗解，病转加而头愈痛，遂归。每过郡邑，召医用药一同。到今痛甚不得安卧，恶风寒而不喜饮食。诊其六脉弦细而微，气短而促，语言而懒。《内经》云：春气者病在头。年高气弱，清气不能上升头面，故昏闷。此病本无表邪，因发汗过多，清阳之气愈亏损，不能上荣，亦不得外固。所以头苦痛而恶风寒，气短弱而不喜食。正宜④用顺气和中⑤汤，此药升阳而补气，头痛自愈。方：

黄芪一钱五分　　人参一钱　　甘草炙，七分　　白术　　陈皮　　当归　　白芍各五分　　升麻　　柴胡各三分　　细辛　　蔓荆子　　川芎各二分

上㕮咀，作一服。水二盏，煎至一盏，去渣。温服，食后服之。一服减半，再服全愈。

《内经》曰：阳气者，卫外而为固也。今年高气弱，又加发汗，卫外之气愈损。故以黄芪甘温补卫实表为君；人参甘温，当归辛温，补血气，白芍酸寒，收卫气而为

①　郎中：元朝时在中书省设左右司郎中，正五品，分掌各司事务。在中书省的六部和各地方行中书省也都设有郎中，从五品，位在尚书、侍郎、左右丞之下。
②　曹通甫：曹居一，字通甫，号听翁，谥文贞公。太原人。元末熊梦祥《析津志辑佚》里有记载。
③　微：原作"徽"，据《卫生宝鉴》卷九改。
④　宜：原脱，据《卫生宝鉴》卷九补。
⑤　和中：原作"中和"，据《卫生宝鉴》卷九乙转。

臣；白术、陈皮、炙甘草，苦甘温，养胃气，生发阳气，上实皮毛，肥腠理，为佐；柴胡、升麻，苦平，引少阳阳明之气上升，通百脉灌溉周身者也。川芎、蔓荆子、细辛辛温，体轻浮，清利空窍为使也。

明年春，赴召之六盘山，曹郎中以古风见赠云：

东垣李明之，早以能医鸣。

易水得奥诀，为竭黄金篚①。

一灯静室穷《内经》，黄帝抚掌岐伯②惊。

日储月积不易售，半世岂但三折肱③。

所长用药有活法，旧方堆案白鱼④生⑤。

不闻李延同居且同病，一下一汗俱得明旦平⑥。

乃知古人一证有一方，后世以方合证此理殊未明。

公心审是者⑦谁子？直以异已喧谤声。

先生饮恨⑧卧黄壤，门生赖汝卓卓医中英。

活人事业将与相，一旦在己权非轻。

---

① 篚：竹笼、筐笼一类的器物。原作"籖"，形近而讹，据《卫生宝鉴》卷九改。

② 岐伯：原作"伯岐"，据《卫生宝鉴》卷九乙转。

③ 三折肱：指代良医。典出《左传·定公十三年》："三折肱，知为良医。"

④ 白鱼：指书籍、衣服中的一种蛀虫，通称为蠹虫。

⑤ 生：此后原衍"君"字，属下句读，据《卫生宝鉴》卷九删。

⑥ 不闻……明旦平：华佗治倪寻、李延医案。出《三国志·魏书·华佗传》。下，原作"年"，据《卫生宝鉴》卷九改。

⑦ 是者：原作"者是"，据《卫生宝鉴》卷九乙转。

⑧ 恨：原作"悮"，据《卫生宝鉴》卷九改。

连年应召天策府①，廉台草木皆欣荣。

好藏漆叶青黏散，莫使樊阿独擅名②。

面热治验并方③

杨郎中之内，五十一岁，身体肥盛。己酉④春，患头目昏闷，面赤热多。服清上药不效，请予治之。诊其脉洪大而有力。《内经》云：面热者，足阳明病。《脉经》云：阳明经⑤气盛有余，则身以前皆热。况其人素膏粱，积热于胃。阳明多血多气，本实则气⑥热上行。诸阳皆会于头，故面热之病生矣。先以调胃承气汤七钱，黄连二钱，犀角一钱，疏利三两行，彻其本热。次以升麻加黄连汤，去经络中风热上行，如此则标本之病邪俱退矣。

升麻　葛根各一钱　白芷七分　甘草炙　白芍各五分　连　芩酒炙，各四分　川芎　生犀末各三分　荆芥穗　薄荷

----

①　天策府：指忽必烈的王府。唐高祖李渊称帝后，将二子李世民封为天策上将，掌国之征讨，并置有天策上将府。忽必烈身为宗王时受宪宗蒙哥之命，管理漠南汉地，与李世民当时的地位很接近。

②　好藏……独擅名：典出《三国志·魏书·华佗传》。樊阿曾经跟随华佗学医，据说服用华佗传授的漆叶青黏散，活到一百多岁。漆叶青黏散载于史书中，其功效"去三虫，利五脏，轻体，使人头不白"，当属驱虫方剂，但后世研究此方多为益寿，故而未见效验。叶，原作"业"；阿，原作"何"，据《卫生宝鉴》卷九改。

③　面热治验并方：出《卫生宝鉴》卷九，见《名医类案》卷七。

④　己酉：蒙古海迷失后二年（1249）。

⑤　经：原脱，据《卫生宝鉴》卷九补。

⑥　气：《卫生宝鉴》卷九作"风"。

叶各二分　黄芪七分。原本乃黑附子今改正①

上㕮咀小半盏。先浸川芎、荆芥穗、薄荷，作一服。水二盏半，煎至一盏半，入先浸三味，同煎至一盏，食后温服，日三服②。忌湿面、五辛之物。

面寒治验③

真定府维摩院④僧，年六十余，体瘠弱。初冬，病头面不耐寒，气弱不敢当风行，诸法不效。予诊其脉，弦细而微，且年高，常食素茶果而已。此阳明之经本虚，《脉经》云：气不足，则身以前皆寒慄。又加诵经文损气，由此胃气虚，经络之气亦虚，不能上达头面，故大恶风寒。先以附子理中丸数服，而温其中气；次以升麻汤加附子，行其经络。

方以升麻、葛根各一钱，白芷、黄芪各七分，甘草（炙）、草豆蔻仁、人参各五分，黑附子（炮）七分，益智三分，作一服，连须葱白同煎，数服良愈。

升麻汤辨，或曰：升麻汤加黄连治面热，加附子治面寒，有何依据？答曰：出自仲景。云岐子⑤注仲景《伤寒论》中辨葛根汤云：尺寸脉俱长者，阳明经受病也，当二

---

① 黄芪……今改正：《卫生宝鉴》卷九、《名医类案》卷七均无此十三字，应为裘庆元按语。

② 日三服：原脱，据《卫生宝鉴》卷九、《名医类案》卷七补。

③ 面寒治验：出《卫生宝鉴》卷九，见《名医类案》卷七。

④ 维摩院：佛教寺院的一种，主讲《维摩诘经》。

⑤ 云岐子：金代医家张璧，号云岐子，张元素之子。著有《云岐子脉法》《伤寒保命集》（又称《云岐子保命集论类要》）。

三日发。以其脉夹鼻络目，故身热、目疼痛、鼻干、不得卧，此阳明经受病也。始①于鼻交頞中，从头至足，行身之前，为表之里。阳明经标热本实，从标脉浮而长，从本脉沉而实。阳明为病，主蒸蒸而热，不恶寒、身热为标。阳明本实者，胃中燥，鼻干目疼，为肌肉之本者，兀兀而热。阳明禁不可发汗，在本者不禁下，发之则变黄证。太阳主表，营卫是也。营卫之下，肌肉属阳明。二阳并病，葛根汤主之。卫者桂枝，营者麻黄，营卫之中，桂枝麻黄各半汤。营卫之下肌肉之分者，葛根汤②主之，又名解肌汤。故阳明为肌肉之本，非专于发汗止汗之治。桂枝麻黄两方互并为一方，加葛根者，便作葛根汤。故营卫，肌肉之次也。桂枝、芍药、甘草、生姜、大枣止汗，麻黄、桂枝、甘草、生姜发汗。葛根味薄，独加一味，非发汗止汗，从葛根以解肌，故名葛根汤。

钱仲阳③制升麻汤，治伤寒温疫风热壮热，头痛体痛，疮疹已发未发，用葛根为君，升麻为佐，甘草、芍药安其中气。朱奉议④《活人书》将升麻汤列为阳明经解。若予诊杨氏妇阳明标本俱实，先攻其里，后泻经络中风热，故升麻汤加黄连，以寒治热也。尼长老⑤阳明标本俱虚寒，先实其里，次行经络，升麻汤加附子，以热治寒也。仲景

---

① 始：原作"治"，《卫生宝鉴》卷九同，据文意改。
② 汤：原脱，据《卫生宝鉴》卷九补。
③ 钱仲阳：北宋儿科医家钱乙，字仲阳。
④ 朱奉议：北宋医家朱肱，因曾官奉议郎，人称朱奉议。著有《无求子伤寒百问》，又名《南阳活人书》，即此处所谓《活人书》。
⑤ 尼长老：即"真定府维摩院僧"。

群方之祖，信哉。

阴出乘阳治法①

一妇人三十余岁，忧思不已，饮食失节，脾胃有伤，面色黧黑不泽，环唇尤甚，心悬如饥状，饥不欲食，气短而促。大抵心肺在上，行营卫而光泽②于外，宜显而不藏。肝肾在下，养筋骨而强于内，当隐而不见。脾胃在中，主传化精微以灌四傍，冲和而不息。其气一伤，则四脏失所，忧思不已，气结而不行。饮食失节，气耗而不足，使阴气上溢于阳中，故黑色见于面。又经云：脾气通于口，其华在唇。今水反侮土，故黑色见于唇，此阴阳相反，病之逆也。《上古天真论》云：阳明脉衰于上，面始焦。始知阳明之气不足，故用冲和顺气汤。此药助阳明生③发之剂，以复其色耳。方：

葛根一钱④　升麻　防风　白芷各一钱　黄芪八分　人参七分　甘草四分　芍药　苍术各三分

上㕮咀，作一服。水二盏，姜三片，枣二枚，煎至一盏，去滓。温服，早饭后、午饭前，取天气上升之时，使人之阳气易达⑤故也。数服而愈。

《内经》曰：上气不足，推而扬之。以升麻苦平，葛

---

① 阴出乘阳治法：出《卫生宝鉴》卷九，作"阴出乘阳治法方"七字。

② 泽：原脱，据《卫生宝鉴》卷九补。

③ 生：原脱，据《卫生宝鉴》卷九补。

④ 一钱：《卫生宝鉴》卷九、《名医类案》卷二作"一钱半"。

⑤ 达：原作"健"，据《卫生宝鉴》卷九、《名医类案》卷二改。

根甘温，自地升天，通行阳明之气为君；人之气，以天地之疾风名之，气留而不行者，以辛散之，防风辛温，白芷甘辛①温，以散滞气，用以为臣；苍术苦辛，蠲除阳明经之寒湿，白芍药之酸，安太阴经之怯弱。《十剂》云：补可去弱。人参、羊肉之属是也。人参、黄芪、甘草甘温，益正气，以为臣；《至真要大论》云：辛甘发散为阳。生姜辛热、大枣甘温，和营卫，开②腠理，致津液，以复其阳气，故以为使也。

盛则为喘治验③

己未岁④初秋越三日，奉召至六盘山。至八月中，霖雨不止⑤，时承上命治不邻吉歹⑥元帅夫人。年逾五十，身体肥盛，因饮酒吃湩乳过度，遂病腹胀喘满。声闻舍外，不得安卧，大小便涩滞，气口脉大两倍于人迎，关脉沉缓而有力。予思霖雨之湿，饮食之热，湿热大盛，上攻于肺，神气躁乱，故为喘满。邪气盛则实，实者宜下之。故制平气散以下之。

青皮去白　槟榔各三钱　大黄七钱　陈皮去白，五钱　白

---

① 辛：原脱，据《卫生宝鉴》卷九补。

② 开：原脱，据《卫生宝鉴》卷九补。

③ 盛则为喘治验：出《卫生宝鉴》卷十二。

④ 己未岁：蒙古宪宗九年（1259）。此处疑有误，据蒙哥、忽必烈、罗天益行踪，最有可能的是宪宗三年（1253），罗天益到过六盘山。

⑤ 止：原作"次"，据《卫生宝鉴》卷十二改。

⑥ 不邻吉歹：《卫生宝鉴》卷十二作"不潾吉歹"，蒙古将领。

牵牛二两，半生半炒①，取②头末一半

上为末，每服三钱。煎生姜汤一盏调下，无时③。初时一服减半，再服喘愈。止有胸膈不利，烦热口干，时时咳嗽，以加减泻白散治之。

《内经》曰：肺苦气上逆，急食苦以泻之。故用④白牵牛⑤苦寒，泻气分湿热，湿热上攻喘满，故以为君；陈皮苦温，体轻浮，理肺气，青皮苦辛平，散肺中滞气，故以为臣；槟榔辛温，性沉重，下痰降气，大黄苦寒，荡涤满实，故以为使也。

加减泻白散方：

桑白皮⑥一两　地骨皮　知母　陈皮去白⑦　桔梗各五钱　青皮去白　甘草　黄芩各三钱

上㕮咀，每服五钱，水二盏，煎至一盏，去滓，食后温服。数服良愈。

华佗云：盛则为喘，减则为枯。《活人书》⑧云：发喘者气有余也。凡看文字，须要晓会得本意。且盛而为喘者，非肺气盛也。喘为气有余者，亦非肺气有余也。气盛

---

① 炒：《名医类案》卷三作"熟"。

② 取：原作"去"，据《卫生宝鉴》卷十二和《本草纲目》修治法改。

③ 无时：原脱，据《卫生宝鉴》卷十二补。

④ 用：《卫生宝鉴》卷十二无。

⑤ 白牵牛：原作"牵牛"，据上文和《卫生宝鉴》卷十二补。

⑥ 桑白皮：原作"桑皮"，据《卫生宝鉴》卷十二、《名医类案》卷三改。

⑦ 去白：原脱，据《卫生宝鉴》卷十二补。

⑧ 活人书：宋代朱肱所著《南阳活人书》。

当认作气衰，有余当认作不足。肺气果盛又谓①有余，当清肃下行而不喘。以火入于肺，衰与不足而为喘焉。故言盛者非言肺气盛也，言肺中之火盛；言有余者非言肺气有余也，言肺中之火有余也。故泻肺用苦寒之剂者，非泻肺也。泻肺中之火，实补肺气也。用者不可不知。

生津甘露饮子②

治膈消大渴，饮水无度，舌上赤涩，上下齿皆麻，舌根强硬肿痛，食不下，腹时胀满疼痛，浑身色黄，目白睛黄。甚则四肢痿弱无力，面尘脱色，胁下急痛，善嚏善怒，健忘，臀肉腰背疼寒，两足③冷甚。顺德④安抚张耕夫⑤，年四十五岁。病消渴，舌上赤裂，饮水无度，小便数多。先师以此药治之，旬日良⑥愈。古云：消渴多传疮疡，以成不救之疾。既效亦不传疮疡，享年七十五岁终。名之曰生津甘露饮子⑦。方：

人参二钱　山栀子二钱　石膏二钱半。一方作一两一钱

---

① 谓：《卫生宝鉴》卷十二、《名医类案》卷三作"为"。

② 生津甘露饮子：出《卫生宝鉴》卷十二"消渴治法并方"，为罗天益记述其师李杲之医案。《名医类案》卷二亦载，注明为"李东垣治顺德安抚张耘夫"。

③ 足：原作"丸"，据《卫生宝鉴》卷十二改。

④ 顺德：今河北邢台。

⑤ 张耕夫：《卫生宝鉴》卷十二、《名医类案》卷二作"张耘夫"。卷上"风中腑兼中脏治验"中亦作"张安抚，字耘夫"，疑为同一人。

⑥ 良：原脱，据《卫生宝鉴》卷十二补。

⑦ 生津甘露饮子：出《兰室秘藏》卷上。其药物组成相同，药量和本文稍异。

甘草炙　知母酒洗　姜黄①　升麻各二钱　白芷　白豆蔻②
荜澄茄③　甘草生,各一钱　白葵　兰香④　当归　麦冬各五
分　黄柏酒拌,二钱半　连翘一钱　杏仁一钱半　木香　黄连
柴胡各二分　桔梗三钱　全蝎一个　藿香二分

　　上为末,汤浸蒸饼和成剂,捻作饼子,晒半干,杵筛
如米大。食后每服二钱,抄在掌内,以舌舐之,随津咽
下。或白汤少许送亦可。

　　此治制之缓也,不惟不成中满,亦不传为疮疡下消
矣。论曰:消之为病,燥热之气盛也。《内经》曰:热淫
所胜,佐以甘苦,以甘泻之。热则伤气,气伤则无润,折
热补气,非甘寒之剂不能。故以石膏、甘草之甘寒为君。
启玄子⑤云:滋水之源,以镇阳光。故以黄连、黄柏、栀
子、知母之苦寒泻热补水为臣。以当归、麦门冬、杏仁、
全蝎、连翘、白芷、白葵、兰香,甘辛寒和血润燥为佐。
以升麻、柴胡苦平,行阳明少阳二经,白豆蔻、木香、藿
香、荜澄茄反佐以取之。后⑥用桔梗为舟楫,使浮而不下
也,东垣先生尝谓⑦予曰:洁古老人有云,能食而渴者,
白虎倍加⑧人参,大作汤剂多服之。不能食而渴者,钱氏

---

①　姜黄:《名医类案》卷二无。
②　白豆蔻:《名医类案》卷二无。
③　荜澄茄:《名医类案》卷二无。
④　兰香:即罗勒,为唇形花科罗勒属一年生草本植物。《本草纲目》
载:"按:罗天益云:兰香味辛气温,能和血润燥。"
⑤　启玄子:唐代医家王冰,号启玄子。著有《黄帝内经素问注》。
⑥　后:原作"固",据《卫生宝鉴》卷十二改。
⑦　谓:原作"为",据《卫生宝鉴》卷十二改。
⑧　加:原脱,据《卫生宝鉴》卷十二补。

白术散①，倍加葛根，大作汤剂广服之。

胆疸治验②

《内经》云：有病口苦，名曰胆瘅。乃肝主谋虑，胆主决断，盛汁三合③，为清静之腑。肝取决于胆，或不决为之患怒，怒则气逆，胆汁上溢，故口苦，或热甚④使然也。主之以龙胆⑤泻肝汤。方：

黄芩七分　柴胡一钱　甘草生　人参　天冬　黄连　知母　龙胆草　山栀子　麦冬各五分　五味子十粒

上㕮咀，作一服。水二盏，煎至一盏，去滓，温服。食远，忌辛热物。此方因焦秀才病口苦，予制此方，服之甚效。

汗之则疮已⑥

丁巳岁⑦，予从军回，住冬于曹州⑧界，以事至州。有赵同知⑨谓予曰：家舅牛经历，病头面赤肿，耳前后尤

---

① 钱氏白术散：出《小儿药证直诀》，又名钱氏七味白术散。
② 胆疸治验：出《卫生宝鉴》卷十二。疸，《卫生宝鉴》作"瘅"，"瘅"通"疸"。
③ 合：市制容量单位，一升的十分之一。
④ 甚：《卫生宝鉴》卷十二、《续名医类案》卷七皆作"盛"。
⑤ 胆：原作"脑"，据《卫生宝鉴》卷十二、《续名医类案》卷七改。下同。
⑥ 汗之则疮已：出《卫生宝鉴》卷十三。
⑦ 丁巳岁：蒙古宪宗七年（1257）。
⑧ 曹州：今山东西南部。元代属中书省。
⑨ 同知：官名。掌一事而不授以正官之名，称为知某事。

甚，疼痛不可忍。发热恶寒，牙关紧急，涕唾稠黏，饮食难下，不得安卧。一疡医于肿上砭刺四五百余针，肿赤不减，其痛益甚，不知所由然，愿请君一见。予遂往诊，视其脉浮紧，按之洪缓，此症乃寒覆皮毛，郁遏经络，热不得升，聚而赤肿。经云：天寒则地冻水冰，人气在身中，皮肤致密，腠理闭，汗不出，血气强，肉坚涩。当此之时，善行水者不能往冰，善穿地者不能凿冻，善用针者亦不得取四厥①。必待天温冰释冻解，而后水可行，地可穿，人脉亦犹是也。又云：冬月闭藏，用药多而少针石也。宜以苦温之剂，温经散寒则已。所谓寒致腠理，以苦发之，以辛散之，宜以托里温经汤。麻黄苦温，发之者也，故以为君；防风辛温，散之者也，升麻苦辛，葛根甘平，解肌出汗，专治阳明经中之邪，故以为臣；血留而不行者则痛，以香白芷辛温，当归身②辛温以和血散滞，湿热则肿，苍术辛③甘温，体轻浮，力雄壮，能泄肤腠间湿热，人参、甘草甘温，白芍药酸微寒，调中益气，使托其里，故以为佐。依方饵之，以薄衣覆其首，以厚被覆其身，卧于暖处，使经血温，腠理开，寒乃散，阳气升，而大汗出，后肿减八九分。再服去麻黄、防风，加连翘、黍粘子，肿痛悉去。经言：汗之则疮已。信哉斯言。

或人以仲景言：疮家虽身疼痛，不可发汗。其理何

① 厥：原作"时"，据《卫生宝鉴》卷十三改。
② 身：原脱，据《卫生宝鉴》卷十三、《名医类案》卷九及下文"托里温经汤"改。
③ 辛：原作"者"，据《卫生宝鉴》卷十三改。

也？予曰：此说乃营气不从，逆于肉理而为疮肿，作身疼痛。非外感寒邪而作疼痛，故戒①之以不可发汗，如汗之，则成痓也。又问：仲圣言鼻衄者不可发汗。复言脉浮紧者，当以麻黄汤发之，衄血自止。所说不同，其故何也？愿闻其详。予曰：此议论血②正与疮家概同，且夫人身血之与汗，异名而同类，夺汗者无血，夺血者无汗，今衄血妄行，为热所迫，更发其汗，反助邪热，重竭津液，必变凶症，故不可汗。若脉浮则为在表，脉紧则为寒，寒邪郁遏，阳不得伸，热伏营中，迫血妄行，上出于鼻，则当麻黄汤散其寒邪，使阳气得舒，其衄自止，又何疑焉。或者叹曰：知其要者，一言而终。不知其要，流散无穷。洁古之学，可谓知其要者矣。

托里温经汤，治寒覆皮毛，郁遏经络，不得伸越，热伏营中，聚而为赤肿③，痛不可忍，恶寒发热，或相④引肢体疼痛。方：

人参　苍术各一钱　白芍药　甘草炙,各一钱　白芷
当归身　麻黄去节根,各二钱　防风　葛根各三钱　升麻四钱

上㕮咀，每服一两重，水三盏，先煎麻黄令沸，去沫用⑤，下余药，煎至一盏，去滓。温服，卧于温处，以棉衣覆之，得汗而散。

---

① 戒：原作"成"，据《卫生宝鉴》卷十三改。
② 血：原脱，据《卫生宝鉴》卷十三补。
③ 肿：原作"腹"，据《卫生宝鉴》卷十三改。
④ 相：原作"咽"，据《卫生宝鉴》卷十三改。
⑤ 用：原脱，据《卫生宝鉴》卷十三补。

凡治病必察其下①

戊午②冬，予从军住冬于成武县③。有贾仓使④父，年逾六旬，冬至后数日，疽发于背，五七日肿势约七寸许，不任其痛。疡医视之，曰：脓已成，可开发矣。公惧不从。越三日，医曰：不开恐变症生矣，遂以燔针开之，脓泄痛减。以开迟之故，迨二日变症果生，觉重如负石，热如焫⑤火，痛楚倍常，六脉沉数，按之有力，此膏粱积热之变也。邪气酷热，固宜以寒药治之，时月严凝，复有用寒远寒之戒。乃思《内经》云：有假者反之，虽违其时，以从其症可也。与疡医议，急作清凉饮子⑥加黄连一两五钱，作一服服之，利下两行，痛减七分。翌日复进前药，其症悉除，后月余平复。

又陈录判⑦母，年七十余，亦冬至后脑出疽，形可瓯⑧面大。命疡医诊视，俟⑨疮熟⑩以针出脓。因怒笞侍妾，疮辄内陷，凹一韭叶许。面色青黄不泽，四肢逆冷，

① 凡治病必察其下：出《卫生宝鉴》卷十三。
② 戊午：蒙古宪宗八年（1258）。
③ 成武县："成"字原脱，据《卫生宝鉴》卷十三补。按其地元代属曹州，即今山东省成武县。
④ 仓使：官名，掌仓廪畜积、受纳租税、支给禄廪之事。
⑤ 焫（ruò 若）：焚烧。
⑥ 清凉饮子：原作"清凉散饮之"，据《卫生宝鉴》卷十三、《名医类案》卷十改。
⑦ 录判：录事司判官的略称。
⑧ 瓯（ōu 欧）：杯子。
⑨ 俟：原脱，据《卫生宝鉴》卷十三补。
⑩ 熟：原作"热"，据《卫生宝鉴》卷十三、《名医类案》卷十改。

汗出身清，时复呕吐，脉极沉细而迟。盖缘衰老之年，严寒之时，病中苦楚，饮食淡薄，已涤肥①脓之气，独存瘦②瘁③之形。加之暴怒，精神愈损，故有此寒变也。病与时同，与疡医议，速制五香汤④一剂，加丁香、附子各五钱。剂尽疮大发，随症调治而愈。

《内经》曰：凡治病必察其下，谓察时下之宜也。诸痛疮⑤疡，皆属心火，言其常也。如疮盛形羸，邪高痛下，始热终寒，此反常也，固当察时下之宜而权治。故曰：经者常也，法者用也，医者意也，随所宜而治之，可收十全之功矣。

胃脘当心而痛治验⑥

两浙江淮都漕运使⑦崔君长男云卿，年二十有五，体本丰肥，奉养膏粱，时有热症，友人劝食寒冷⑧物及服寒凉药。于至元庚辰秋，病疟久不除，医以砒霜等药治之，新汲水送下，禁食热物，疟病不除，反添吐利，脾胃复伤，中气愈虚，腹痛肠鸣，时复胃脘当心而痛，不任其苦，屡易医药，未尝有效，至冬还家，百般治疗而不差，

① 肥：原作"脆"，据《卫生宝鉴》卷十三改。
② 瘦：原作"瘻"，据《卫生宝鉴》卷十三、《名医类案》卷十改。
③ 瘁（cuì 翠）：疾病状态。
④ 五香汤：载于《卫生宝鉴》卷十三。
⑤ 疮：原脱，据《卫生宝鉴》卷十三补。
⑥ 胃脘当心而痛治验：出《卫生宝鉴》卷十三。
⑦ 都漕运使：元代设置掌管河道运粮和有关粮仓事务的官职。
⑧ 冷：《卫生宝鉴》卷十三、《名医类案》卷六作"凉"。

延至四月间，因劳役烦恼过度，前症大作，请予治之，具说其由。诊得脉弦细而微，手足稍冷，面色青黄而不泽，情思不乐，恶人烦冗，饮食减少，微饱则心下痞闷，呕吐酸水，发作疼痛，冷汗时出，气促闷乱不安，须①人额相抵而坐，少时易之。予思《内经》云：中气不足，溲便为之变，肠为之苦鸣。下气不足，则为痿厥心悗②。又曰：寒气客于肠胃之间，则卒然而痛，得炅则已。炅者，热也，非甘辛③大热之剂，则不能愈，遂制一方，名之曰扶阳助胃汤。方：

干姜炮，一钱半　拣参　草豆蔻仁　甘草炙　官桂 白芍药各一钱　陈皮　白术　吴茱萸各五分　黑附子炮、去皮，二钱　益智仁五分。一作④一钱

上㕮咀，作一服，水三盏，生姜三片，大枣二枚，煎至一盏，去滓，食前温服。三服大势皆去，痛减过半。

至秋先灸中脘三七壮，以助胃气，次灸气海百余壮，生发元气，滋荣百脉。以还少丹⑤服之，则喜饮食，添肌⑥肉，润皮肤。明年春，再灸三里二七壮，乃胃之合穴也，亦助胃气，又引气下行。再⑦以芳香助脾，复以育气

---

① 须：原作"烦"，据《卫生宝鉴》卷十三、《名医类案》卷六改。

② 中气不足……痿厥心悗（mán 蛮）：语出《灵枢·口问》。悗，烦闷。

③ 辛：原作"温"，据《卫生宝鉴》卷十三、《名医类案》卷六改。

④ 作：《卫生宝鉴》卷十三作"方"。

⑤ 还少丹：出《卫生宝鉴》。

⑥ 肌：原作"肥"，据《卫生宝鉴》卷十三、《名医类案》卷六改。

⑦ 再：《名医类案》卷十三、《卫生宝鉴》卷六作"春"。

汤①加白檀香平治之。戒以惩忿窒欲，慎言语，节饮食，一年而平复。

《内经》云：寒淫于内，治以辛热，佐以苦温。附子、干姜大辛热，温中散寒，故以为君。草豆蔻②、益智仁辛甘大热，治寒邪犯胃为佐。脾不足者以甘补之，炙甘草甘温，白术、橘皮苦温，补脾养气。水挟木势，亦来侮土，故作急痛，桂辛热以退寒水，芍药味酸以泻木克土，吴茱萸苦热，泄厥气上逆于胸中，以为使也。

养正积自除③

真定王君用④，年一十九⑤岁，病积，脐左连胁如覆杯，腹胀如鼓，多青络脉，喘不得卧。时值暑雨，加之自利完谷，日晡潮热，夜有盗汗，以危急求。予往视之，脉得浮数，按之有⑥力。

谓病家曰：凡治积非有毒之剂攻之则不可，今脉虚弱如此，岂敢以常法治之。遂投分渗益胃之剂，数服而清便自调。继⑦以升降阴阳，进食和气，而腹大减，胃气稍平，间以削之，不月余良愈。先师尝曰：洁古老人有云，养正

---

① 育气汤：出许国祯《御药院方》。
② 草豆蔻：《卫生宝鉴》卷六作"草豆蔻仁"。
③ 养正积自除：出《卫生宝鉴》卷十四。
④ 王君用：《名医类案》卷五作"王用之"。疑"君"为敬称，后脱"之"。
⑤ 一十九：《名医类案》卷五作"二十九"。
⑥ 有：《名医类案》卷五在"有"下注有"疑无"二字（小字双行）。
⑦ 继：原作"杂"，据《名医类案》卷五改。

积自除，譬之满座皆君子，纵有一小人，自无容地而出。今令正气实、胃气强，积自消矣。洁古之言，岂欺我哉！《内经》云：大积大聚，衰其大半而止。满实中有积气，大毒之剂尚不可过，况虚中有积者乎！此亦治积之一端也。邪正虚实，宜精审焉。

腹中积聚方①

真定路惠民司令②张君，传硇砂煎丸、香棱丸、木香硇砂煎丸，三方多效。

硇砂煎丸，消磨积块痃癖，一切凝滞，老人虚人无妨。方：

硇砂三钱　黑附子二枚，各重五钱半已上，正坐妥者，炮去皮脐，剜作瓮③　木香三钱　破故纸纸箱内炒④　荜拨直者，各一两

上先⑤将硇砂用水一盏，续续化开，于瓮内熬干为末，安在附子瓮内，却用剜出附子末盖口，用和成白面裹，约半指厚，慢灰火内烧匀黄色，去面，同木香等药为细末，却用先裹附子熟黄面为末，醋调煮糊，丸桐子大。每服十五丸至三十丸，生姜汤送下，此药累有神功。

仙方香⑥棱丸，破痰癖，消癥块，及冷热积。方：

---

① 腹中积聚方：出《卫生宝鉴》卷十四。该篇属治验，有方无案。
② 惠民司令：官名。掌收钱粮、经营出息和为孤寡贫困者治病。
③ 瓮：《卫生宝鉴》卷十四作"丸子"。
④ 纸箱内炒：《卫生宝鉴》卷十四作"隔纸微炒"四字。
⑤ 先：原脱，据《卫生宝鉴》卷十四补。
⑥ 香：原作"仙"，据上文和《卫生宝鉴》卷十四改。

木香　丁香各五钱　三棱切，酒浸一宿　青皮去白　枳壳麸炒　川楝子　茴香炒，各一两　广茂①一两，切，酒浸一宿，将三棱、广茂同②去皮巴豆三十粒同炒，巴豆黄色，去巴豆不用

上为末，醋糊丸如桐子大，朱砂为衣。每服二十丸，炒生姜盐汤下，温酒亦可，食后，日进三服。

木香硇砂煎丸，治妇人，消痃癖积聚，血块刺痛，脾胃虚寒，宿食不消，久不差者。方：

木香　硇砂　官桂　附子炮　干漆炒去烟　猪牙皂角细辛　乳香研　京三棱炮　广茂炮　大黄炒，令为末　没药研　干姜炮　青皮各一两　巴豆霜半两

上除研药外，同为末，以好醋一升，化开硇砂，去滓脚。银石器中慢火熬，次下巴豆霜、大黄末，熬成膏，将前药末膏内和丸如桐子大。每服三五十丸，食后，温酒送下。

胃气为本③

至元丙寅④五月间，霖霪积雨不止，鲁斋许平仲先生，时五十有八岁，面目肢体浮肿，大便溏多，腹胀肠鸣，时痛，饮食减少，命予治之。脉浮⑤弦细而缓。先生曰：年

---

① 广茂：蓬莪术。原作"广茂"，据《卫生宝鉴》卷十四改。

② 同：《卫生宝鉴》卷十四作"用"。

③ 胃气为本：出《卫生宝鉴》卷十四。

④ 至元丙寅：元世祖至元三年（1266）。原作"至元戊寅"，即元世祖至元十五年（1278）。《元史·许衡传》记载，许衡死于至元十八年，年七十三岁，故五十八岁时应为至元丙寅。

⑤ 浮：《卫生宝鉴》卷十四作"得"。

壮时多曾服牵牛、大黄药，面目四肢时有浮肿，今因阴雨，故大发。予曰：营运之气，出自中焦，中焦者胃也。胃气弱，不能布散水谷之气，荣养脏腑经络皮毛，气行而涩为浮肿，大便溏多而腹肿肠鸣，皆湿气胜也。四时五脏，皆以胃气为本，五脏有胃气，则和平而身安，若胃气虚弱，不能运动，滋养五脏，则五脏脉不和平。本脏之气盛者，其脉独见，轻则病甚，过则必死。故经曰：真脏之脉弦，无胃气则死。先生之疾，幸而未至于甚，尚可调补，人知服牵牛、大黄，为一时之快，不知其为终身之害也。遂用平胃散加白术、茯苓、草豆蔻仁，数服而腹胀、溏泻、肠鸣、时痛皆愈，饮食进。止有肢体浮肿，以导滞通经汤治之，良愈。

导滞通经汤，治脾湿有余，及气不宣通，面目手足浮肿。方：

木香　白术　桑白皮　陈皮各五钱　茯苓去皮，一两

上咬咀，每①服五钱，水二盏，煎至一盏，去滓。空心食前，温服。

《内经》曰：湿淫所胜，平以苦热，以苦燥之，以淡泄之。陈皮苦温，理肺气，去气滞，故以为君；桑白皮甘寒，去肺中水气，水肿胪胀②，利水道，故以为佐；木香苦辛温，除肺中滞气，白术甘苦温，能除湿和中，以苦燥之，白茯苓甘平，能止渴、除湿、利小便，以淡泄之，故

①　每：原作"各"，据《卫生宝鉴》卷十四改。
②　胪（lú 芦）胀：古病证名。指腹部肌肉或腹皮肿胀急痛。

以为使焉。

谷瘅治验①

兀颜正卿②丙寅二月间，因官事劳役，饮食不节，心火乘脾，脾气虚弱，又以患怒，气逆伤肝。心下痞满，四肢困倦，身体麻木，次传身目俱黄，微见青色颜黑，心神烦乱，怔忡不安，兀兀③欲吐，口生恶味，饮食迟化，时下完谷，小便癃闭而赤黑，辰巳④间发热，日暮则止。至四月尤盛，其子以危急求予治之，具说其事，诊其脉浮而缓。《金匮要略》云：寸口脉浮为风，缓为痹。痹非中风，四肢苦烦，脾色必黄，瘀热以行。跌阳脉⑤紧为伤脾，风寒相搏，食谷即眩，谷气不消，胃中苦浊，浊气下流，小便不通，阴被其寒，热流膀胱，身体尽黄，名曰谷疸⑥。宜以茯苓栀子茵陈汤主之。方：

茵陈一钱　茯苓去皮，五分　栀子仁　苍术去皮、炒　白术各三钱　黄芩生，六分　黄连去须　枳实麸炒　猪苓去皮　泽泻　陈皮　汉防己各二分　青皮去白，一分

---

① 谷瘅治验：出《卫生宝鉴》卷十四。
② 兀颜正卿：原作"颜正卿"，据《名医类案》卷九、《卫生宝鉴》卷十四改。
③ 兀兀：昏沉状。
④ 辰巳：上午七时至十一时。辰时为七时至九时，巳时为九时至十一时。
⑤ 跌阳脉：原作"跌阳"，据《卫生宝鉴》卷十四、《名医类案》卷九改。
⑥ 谷疸：五疸之一，多始于风寒而成于饮食。

上哎咀作一服，用长流水①三盏，煎至一盏，去滓，食前温服，一服减半，二服良愈。

《内经》云：热淫于内，治以咸寒，佐以苦甘。又：湿化于火，热反胜之，治以苦寒，以苦泄之，以淡渗之。以栀子、茵陈苦寒，能泻湿热而退其黄，故以为君。《难经》云：苦②主心下满。以黄连、枳实苦寒，泄心下痞满，肺主气，今热伤其③气，故身体麻木，以黄芩苦寒，泻火补气，故以为臣。二术苦甘温，青皮苦辛温，能除胃中湿热，泄其壅滞，养其正气，汉防己苦寒，能去十二经留湿，泽泻咸平，茯苓、猪苓甘平，导膀胱中湿热，利小便而去癃闭也。

疝气治验④

癸丑岁，奉诏至六盘山，上命治火儿赤⑤纽邻⑥。久病疝气，复因七月间饥饱劳役，过饮湩乳所发。甚如初，面色青黄不泽，脐腹阵痛，搐撮不可忍，腰曲不能伸，热物熨之稍缓，脉得细⑦小而急。予思《难经》云任之为

---

① 长流水：经常流动的水。大而江河，小而溪涧，皆为流动之水。
② 苦：《难经·六十八难》作"井"。
③ 其：原脱，据《卫生宝鉴》卷十四、《名医类案》卷九补。
④ 疝气治验：出《卫生宝鉴》卷十五。本文所录未全，应是"沉香桂附丸"和"天台乌药散"两方"间服"，未录后方。
⑤ 火儿赤：指蒙元时佩带弓箭轮值宫廷之侍卫。蒙古语，意为"佩带箭筒者"。
⑥ 纽邻：亦称"纽璘"，蒙元武将，征四川有功。
⑦ 细：《名医类案》卷六作"沉"。

病，男子内结七疝①，皆积寒于小肠之间所致也。非大热之剂，则不能愈，遂制一方，名之曰沉香桂附丸。治中气虚弱，脾胃虚寒，饮食不美，气不调和，退阴助阳，除②脏腑积冷，心腹疼痛，胁肋膨胀，腹中雷鸣，面色不泽，手足厥冷，便利无度，又治下焦阳虚，及疗七疝，痛引小腹不可忍，腰曲③不能伸，喜热熨稍缓。方：

沉香　附子炮，去皮脐　川乌炮，去皮脐，切作小块　干姜④　良姜炒　茴香炒　官桂　吴茱萸各一两，汤泡去苦

上为末，醋丸如桐子大。每服五七十丸⑤，空心食前，热米饮汤送下，温酒吞下亦可，日二服，忌冷物。间服。

天台乌药散，治小肠疝气，牵引脐腹疼痛。

乌药　木香　茴香炒　良姜炒　青皮去白，各五钱　槟榔剉，两个　川楝十个　巴豆七十个，微打破，同川楝实用麸炒，候麸黑色，去麸、巴不用，只用川楝

上为末，每服一钱，温酒调下，痛甚者，炒生姜热酒调下亦得。服此二药，旬日良愈。明秋，王征班师，遂远迎拜，精神如故。上大悦，辄录于此⑥。

---

① 任之……内结七疝：语本《难经·二十九难》。

② 除：原脱，据《卫生宝鉴》卷十五补。

③ 曲：《卫生宝鉴》卷十五作"屈"。

④ 干姜：《卫生宝鉴》卷十五"干姜"后注有"炮"，《名医类案》卷六作"炮姜"。

⑤ 五七十丸：《卫生宝鉴》卷十五、《名医类案》卷六作"五十丸至七八十丸"。

⑥ 天台乌药散……辄录于此：此段原脱。据《卫生宝鉴》卷十五补。

阴阳皆虚灸之所宜①

至元己亥②，廉台③王千户④年四十有五，领兵镇涟水⑤。此地卑湿，因劳役过度，饮食失节，至秋深疟痢并作，月余不愈，饮食全减，形容羸瘦，乘马轿以归，时已仲冬，求予治之，具陈其由。诊得脉弦细而微如蛛丝，身体沉重，手足寒逆，时复麻痹，皮肤痂疥如疠风之状，无力以动，心腹痞满，呕逆不止。此皆寒湿为病，久淹⑥真气衰弱，形气不足，病气亦不足，阴阳皆不足也。《针经》云：阴阳皆虚，针所不为，灸之所宜。《内经》曰：损者益之，劳者温之。《十剂》云：补可去弱。先以理中汤加附子，温养脾胃，散寒湿，涩可去脱。养脏汤加附子，固肠胃，止泻痢，仍灸诸穴以并除之。经云：腑会太仓，即中脘也。先灸五七壮，以温养脾胃之气，进美饮食。次灸气海百壮，生发元气，滋荣百脉，充实肌肉。复灸足三里，胃之合也，三七壮引阳气下交阴分，亦助胃气。后灸

---

① 阴阳皆虚灸之所宜：出《卫生宝鉴》卷十六。
② 至元己亥：疑为忽必烈至元七年己巳（1269）。文中王千户即王庆端，《元史·卷一五一》有传曰："及亲征乃颜，命庆端以所部从。时年六十余，与士卒同甘苦。"而《元史·卷十四·世祖本纪》载：至元二十四年（1287）五月，"帝自将征乃颜，发上都。"即至元二十四年征乃颜时，王庆端六十余岁。以此推之，其四十五岁时，应在元世祖至元五年（1267）至至元九年（1272）之间，此五年间无己亥年，而1269年为"己巳"，故疑。
③ 廉台：即河北藁城。
④ 王千户：即王庆端。
⑤ 涟水：在今江苏省北部。
⑥ 淹：停留。

阳辅二七壮，接续阳气，令足胫温暖，散清湿之邪。迨月余，病气去，渐平复。今累迁侍卫亲军都指挥使①，精神不减壮年。

结阴便血治验②

真定总管③史候男十哥，年四十有二，肢体本弱瘦④，于至元辛巳⑤，因收秋租，佃人致酒，味酸不欲饮，勉饮三两杯，少时腹痛，次传泄泻无度，日十余行，越十日，便后见血，红紫之类，肠鸣腹痛，求医治之。曰：诸见血皆以为热。用芍药柏皮丸⑥治之，不愈。仍不欲食，食则呕酸，形体愈瘦，面色青黄不泽，心下痞，恶冷物，口干，时有烦躁，不得安卧。请予治之，具说其由。诊得脉弦细而微迟，手足稍冷。《内经》云：结阴者便血一升，再结二升，三结三升。经云：邪在五脏，则阴脉不和，阴脉不和则血留之。结阴之病，阴气内结，不得外行，无所禀，渗入肠间，故便血也。宜以平胃地榆汤治之。方：

苍术一钱　升麻一钱　黑附子炮，一钱　地榆七分　陈皮　厚朴　白术　干姜　白茯苓　葛根⑦各五分　甘草炙益智仁　人参　当归　神曲炒　白芍药各三分

① 侍卫亲军都指挥使：元朝护卫皇帝亲军的长官。
② 结阴便血治验：出《卫生宝鉴》卷十六。
③ 总管：地方军政长官，兼管军民。
④ 弱瘦：《卫生宝鉴》卷十六、《名医类案》卷八作"瘦弱"。
⑤ 至元辛巳：元世祖至元十八年（1281）。
⑥ 芍药柏皮丸：出《素问病机气宜保命集》。
⑦ 葛根：《名医类案》卷八作"干葛"。

上共十六味，作一服，水二盏，生姜三片，大枣二枚，煎至一盏，去滓。食前温服。此药温中散寒，除湿和胃，服之数剂，病减大半。仍灸中脘三七壮，乃胃募穴，引胃上升，滋荣百脉。次灸气海百余壮，生发元气，灸则强食生肌。又以还少丹服之，则喜饮食，添肌肉。至春再灸三里二七壮，壮脾温胃，生发元气，此穴乃胃之合穴也。改服芳香之剂，戒以慎言语，节饮食，良愈。

葱熨法治验①

真定一秀士②，年三十有一，肌体本弱，左胁下有积气，不敢食冷物。得寒则痛，或呕吐清水，眩运欲倒，目不敢开，恶人烦冗。静卧一二日，及服辛热之剂，则病退。延至甲戌初秋，因劳役及食冷物，其病大作，腹痛不止，冷汗自出，四肢厥冷，口鼻气亦冷，面色青黄不泽，全不得卧，扶几而坐，又兼咳嗽，咽膈不利。故《内经》云：寒气客于小肠膜原之间，络血之中，血泣③不得注于大经，血气稽留不得行，故宿昔而成积矣。又寒气客于肠胃，厥逆上出，故痛而呕也。诸寒在内作痛，得炅则痛立止。予与药服之，药不得入，见药则吐，无如之何，治之遂以熟艾约半斤，白纸一张，铺于腹上，纸上摊艾令匀，又以憨葱数枝，批作两半，铺于熟艾上数重，再用白纸一张覆之，以慢火熨斗熨之，冷则易之。若觉腹中热，腹皮

① 葱熨法治验：出《卫生宝鉴》卷十六。
② 秀士：德才优异之士。明清也称秀才为秀士。
③ 泣：同"涩"。

暖不禁，以绵三襜①多缝带系之，待冷时方解。初熨时得暖则痛减，大暖则痛止，至夜得睡。翌日再与对症药服之，良愈。故录此熨法，以救将来之痛也。

中暑霍乱吐利治验②

提学③侍其公④，年七十九⑤岁，至元丙寅六月初四日中暑毒。霍乱吐利，昏冒终日，不省人事。时夜方半，请予治之。诊其脉洪大而有力，一息七八至。头热如火，足寒如冰，半身不遂，牙关紧急。

予思《内经五乱篇》中云：清气在阴，浊气在阳，营气顺脉，胃气逆行，乱于胸中，是谓大悗云云。乱于肠胃，则为霍乱，于⑥是霍乱之名，自此而生。盖因年高气弱，不任暑气，阳不维阴则泻，阴不维阳则吐，阴阳不相维，则既吐且泻矣。前贤见寒多以理中丸，热多以五苓散为定法治之。今暑气极盛，阳明得时，况因动而得之，中暍⑦明矣。非甘辛大寒之剂，则不能泻其暑热，堕浮溜之火而安神明也。遂以甘露散⑧甘辛大寒，泻热补气，加白茯苓以分阴阳，约重一两，冰水调灌，渐渐省事而诸症悉

① 襜（chān 掺）：古代短便衣。
② 中暑霍乱吐利治验：出《卫生宝鉴》卷十六。
③ 提学：掌府、州、县等地方学校及教育行政的官员。
④ 侍其公：侍其（复姓）轴。董俊攻克汴京时，将其延归藁城，教授诸子。《名医类案》作"提学父"。
⑤ 七十九：《名医类案》卷二作"近八十六"。
⑥ 于：原脱，据《卫生宝鉴》卷十六补。
⑦ 中暍（yē 椰）：中暑。
⑧ 甘露散：又名玉露散，出《小儿药证直诀》。

去。后慎言语，节饮食三日。以参术调中汤①之剂增减服之，理正气，十日后方平复。

内伤霍乱治验②

戊午春，攻③襄阳回，住夏曹州界，有蒙古百户④昔良海，因食酒肉饮湩乳，得霍乱吐泻。从朝至午，精神昏愦，以困急请予往视之。脉得浮数，按之无力，所伤之物已出矣。即以新汲水半碗，调桂苓白术散，徐徐服之，稍安。又于墙阴掘地一穴，约二尺许，贮以新汲水，在内搅动，待一时澄定，名曰地浆⑤，用清者一盏，再调服之。渐渐气调，吐利遂止，至夜安眠。翌日微燥渴，却以钱氏白术散时时服之，良愈。

或问用地浆者，何也？予曰：坤为地，地属阴土，平曰静顺，感至阴之气，又以⑥墙阴，贮以新水，取重阴之气也。阴中之阴，能泻阳中之阳，今霍乱因暑热内伤而得之。故《痹论》云：阴气者静则神藏，躁则消亡。又加以暑热，七神迷乱，非至阴之气则不愈，予用之者此也。或曰《内经》福万世之书，岂不信然！

---

① 参术调中汤：载于《卫生宝鉴》卷十六。
② 内伤霍乱治验：出《卫生宝鉴》卷十六。
③ 攻：原脱，据《卫生宝鉴》卷十六补。
④ 百户：官名。蒙古军制，以百户为"百夫之长"，隶属于千户。
⑤ 地浆：亦名土浆，即掘黄土地做深坑，放入新汲水搅浑，少顷取清水用之。
⑥ 以：《卫生宝鉴》卷十六作"于"。

桂苓白术散，治冒暑饮食所伤，传变[1]湿热[2]内盛，霍乱吐泻，转筋急痛，腹满闷，小儿吐泻惊风宜服。方：

茯苓去皮　白术　官桂各半两　甘草　泽泻　石膏各一两　滑石二两　寒水石一两

上八味共为末，热汤调下三钱，喜冷，新水调姜汤亦得。小儿服一钱。

瘅疟治验[3]

燕南河北道提刑按察司[4]书吏[5]高士谦，年逾四十。至元戊寅七月间，暑气未退，因官事出外劳役，又因过饮，午后大发热而渴，冰水不能解。其病早晨稍轻减，服药不效，召予治之。诊其脉弦数。《金匮要略》云：疟脉自弦，弦数者多热。《疟论》曰：瘅疟脉数。素有热气盛于身，厥逆上冲，中气实而不外泄，因有所用力，腠理开，风寒舍于皮肤之内、分肉之间而发，发则阳气盛而不衰，则病矣，其气不及于寒，故但热而不寒者，邪气内藏于里，而外舍于分肉之间，令人消烁肌[6]肉，故名曰瘅疟。《月令》[7] 云：孟秋行夏令，人多瘅疟。洁古云：动而得

---

① 变：《卫生宝鉴》卷十六作“受”。

② 热：原脱，据《卫生宝鉴》卷十六补。

③ 瘅疟治验：出《卫生宝鉴》卷十六。瘅疟，属温疟范畴，指热邪炽盛，阴液耗伤所致的疟疾。

④ 提刑按察司：元朝地方监察机构，掌一省的刑名、诉讼事务，对地方官员行使监察权。

⑤ 书吏：承办官府文书案牍之吏员。

⑥ 肌：《卫生宝鉴》卷十六、《素问·疟论》作“脱”。

⑦ 月令：《礼记·月令》。

之，名中暍。以白虎加栀子汤治之。士谦远行劳役，又暑气有伤，酒热相搏，午后时助，故大热而渴如在甑①中。先以柴胡饮子②一两下之，后以白虎加栀子汤，每服一两，数服而愈。

征南副帅大忒木儿，己未奉敕立息州，其地卑湿，军多病疟痢③。予合辰砂丹、白术安胃散④，多痊效。

辰砂丹治疟疾，大有神效。方：

朱砂一半入药，一半为衣　信砒　雄黄各五钱

上三味为末，入白面六钱，同研匀，酒水成丸⑤，如桐子大，朱砂为衣。每服一丸，星宿全时用，无根水⑥送下，忌湿面热物。

结阴丹等方⑦

治肠风脏毒下血，诸大便血疾。已下三方，传之于诸路医学提举忽吉甫，用之神效。方：

枳壳麸炒　黄芪　威灵仙　陈皮去白　何首乌　荆芥穗　椿根白皮各等分

上为末，酒糊丸如桐子大。每服五七十丸，陈米饮入醋少许，再煎一二沸，放温送下，平明服之，空腹服之，

---

① 甑（zèng 赠）：古代蒸饭的一种瓦器，类似现在的蒸笼。
② 柴胡饮子：出《黄帝素问宣明论方》。
③ 疟痢：亦称痢疟，症状类似胃肠型疟疾。
④ 白术安胃散：出《脾胃论》。
⑤ 酒水成丸：《卫生宝鉴》卷十六作"滴水丸"。
⑥ 无根水：指新汲井水或不沾地的新雨水。
⑦ 结阴丹等方：出《卫生宝鉴》卷十七。

亦妙。

淋渫①威灵仙散，治痔漏，大肠头痒痛，或肿满。

威灵仙　枳壳麸炒，各等分

上为粗末，每用一两，水一碗半，煎至一碗，去滓。薰洗，冷再暖，避风，洗三次，软帛揩干，傅蒲黄散。

蒲黄散②，治下部痔漏。

蒲黄一两　血竭半两

上为细末，每用少许敷患处。

又附椿皮散，专治血痢及肠风下血。此方李舜卿教授传，累用有效。

椿白皮三两　槐角子四两　明白矾③二两　甘草一两五钱

上为末，每服三钱，热米饮调下，神验。

中气不足治验④

佚庵刘尚书⑤第五子太常少卿⑥叔谦之内李氏，中统三年⑦春，欲归宁父母不得，情动于中，又因劳役，四肢困倦，躁热恶寒，时作疼痛，不欲饮食，食即呕吐，气弱短促，怠惰嗜卧。医作伤寒治之，解表发汗。次日传变，

---

① 渫（xiè 泻）：疏通。

② 蒲黄散：原脱，据《卫生宝鉴》卷十七补。

③ 明白矾：即白矾。

④ 中气不足治验：出《卫生宝鉴》卷十八。

⑤ 佚庵刘尚书：即刘肃，字才卿，号佚庵，威州洺水人，金代兴定二年词赋进士。《元史》有传。

⑥ 太常少卿：太常寺少卿省称，太常寺副贰长官。

⑦ 中统三年：1262 年。中统，元世祖忽必烈年号之一。

又以大小柴胡之类治之。至十余日之后，病证愈剧，病家云：前药无效，莫非他病否？医曰：此伤寒六经传变，至再经传尽，当得汗而愈。翌日，见爪①甲微青黑色，足胫至腰如冰冷，目上视而眵不转睛，咽嗌不利，小腹冷，气上冲心而痛，呕吐不止，气息②欲绝。召予治之，予诊其脉沉③细而微，不见伤寒之证。此乃中气不足，妄作伤寒治也，发表攻里，中气愈损，坏证明矣。太夫人泣下避席④曰：病固危困，君尽心救治。予以辛热之药，咬咀一两，作一服。至夜药熟而不能饮，续续灌下一口，饮至半夜，有⑤呻吟之声，身体渐温，忽索粥饮，至旦食粥两次。又煎一服，投之。至日高，众医皆至，诊之曰：脉生证回矣。众喜而退。后越三日，太夫人曰：病人大便不利，或以用脾约丸润之可乎？予曰：前证用大辛热之剂，阳生阴退而愈，若以大黄之剂下，恐寒不协⑥，转生他证。众以为不然，遂用脾约丸二十丸润之。至夜下利两行，翌日面色微青，精神困弱，呕吐复作。予再以辛热前药温之而愈矣。故名曰温中益气汤。方：

　　附子炮，去脐皮　干姜炮，各五钱　草豆蔻　甘草炙，各三钱　益智仁　白芍药　丁香　藿香　白术各二钱　人参　陈皮　吴茱萸各一钱五分　当归一钱

---

① 爪：原作"介"，据《卫生宝鉴》卷十八、《名医类案》卷二改。

② 息：《卫生宝鉴》卷十八作"短"。

③ 沉：原作"况"，据《卫生宝鉴》卷十八、《名医类案》卷二改。

④ 避席：古人席地而坐，离席起立，以示尊敬。

⑤ 有：《卫生宝鉴》卷十八、《名医类案》卷二作"稍有"。

⑥ 不协：不一致，指方不对证。

上十三味，㕮咀，每服五钱，水二盏，煎至一盏，去滓。温服食前，病势大者，服一两重。

论曰：《内经》云寒淫于内，治以辛热，佐以苦甘温。附子、干姜大辛热，助阳退阴，故以为君。丁香、藿香、豆蔻、益智、茱萸辛热，温中止吐，用以为臣。人参、当归、白术、陈皮、白芍药、炙甘草苦甘温，补中益气，和血脉协力，用以为佐使矣。

通经丸①

治妇人室女②月水不调，疼痛，或成血瘕。方：

桂心　川乌　桃仁　当归　广茂炮　干姜炮　川椒炒出汗　大黄煨　青皮去白，各等分

上为末，每一两以四钱，用米醋熬成膏，将其余药末六钱入白中，杵千下，可丸则丸如桐子大。每服二十丸，淡醋汤送下，加至三十丸，温酒亦得。一妇人血滞气凝疼痛，数服便效。

生地黄丸③

至元己亥④一尼患恶风体倦，乍寒乍热，面赤心烦怔忡，或时自汗。是时疫气大行，医见其寒热，作伤寒治

① 通经丸：出《卫生宝鉴》卷十八。

② 女：原作"血"，据《卫生宝鉴》卷十八改。

③ 生地黄：出许叔微《类证普济本事方》卷十，病症、治方皆同，仅方名稍异，作"地黄圆"，又名"抑阴地黄圆"。此案当属许叔微而非罗谦甫案。

④ 至元己亥：忽必烈至元间无己亥年。《卫生宝鉴》卷十八作"许学士治"四字。

之，用大小柴胡汤。杂进数日，病急，召予治之。诊视之曰：三部无寒邪脉，但厥阴脉①弦长而上鱼际，宜服抑阴等药治之，故予制此方。

生地黄②二两　柴胡　秦艽　黄芩各半两　芍药③一两

上为细末，蜜丸如桐子大。每服三十丸，用乌梅汤吞下，日三服，不拘时。

一书作许学士治案。

热入血室证治并方④

己亥六月⑤，一妇人病伤寒，寒热，遇夜则见鬼状。所患六七日，忽然气⑥塞，涎响如引锯，牙关紧急，瞑目不知人，病势危困。召予视之，曰：得病之初，曾值月经来否？其家云：经水方来⑦，病作而经遂止。得一二日，发寒热，昼虽静而夜有鬼祟，从昨日来不省人事。予曰：此方乃热入血室证。仲景云：妇人中风，发热恶寒，经水适来，昼则明了，暮则谵语，如见鬼状，发作有时，此名

---

① 脉：原脱，据《类证普济本事方》卷十补。

② 生地黄：《类证普济本事方》卷十作"生干地黄"。

③ 芍药：《类证普济本事方》卷十作"赤芍药"。

④ 热入血室证治并方：出许叔微《类证普济本事方》卷八，病症相同，仅有个别文字小异，治方小有差异，许叔微认为此案"当先化其涎后除其热"，故病人昏迷先用"一呷散"，使"涎下""省人事"后，再予"小柴胡加地黄汤"。应为罗谦甫征引许叔微医案。

⑤ 己亥六月：忽必烈至元间无己亥年，《类证普济本事方》卷八作"辛亥间"三字。

⑥ 气：《类证普济本事方》卷八作"昏"。

⑦ 来：此下原衍"而"字，据《类证普济本事方》卷八删。

热入血室。予制以小柴胡汤加生地黄，三服而热除，不汗而自解矣。

又一妇人患热入血室证，医者不识，用补血调气方药治之，数日遂成血结胸。或劝用前药，予曰：小柴胡用已迟，不可行也。无已，则有一焉，可刺期门而已。予不能针，延善针者治之，如言而愈。

或者问热入血室，何为而成结胸也？予曰：邪气传入经络，与正气相搏，上下流行，遇经水适来适断，邪气乘虚入于血室，血为邪所迫，上入肝经，肝受邪则谵语而见鬼。复入膻中，则血结于胸中。何以言之？妇人平居，水养木，血养肝，方不①受孕，则下之以为月水，既妊则中蓄之以养胎，及已产则上壅之以为乳汁，皆②血也。今邪逐血并归于肝经，聚于膻中，结于乳下，故手触之则痛，非药可及，故当刺期门也。

小柴胡加地黄汤，亦治产后恶露方来，忽然断绝。《活人书》海蛤散亦治，录于后。方：

柴胡一两③　人参　半夏　黄芩　甘草炙　生地黄各七钱

上哎咀，每服五钱，水二盏，生姜二片④，枣子一⑤枚，煎至一盏，去滓。温服，不拘时。

---

① 不：《类证普济本事方》卷八作"未"。

② 皆：此下原衍"一"字，据《类证普济本事方》卷八删。

③ 一两：《卫生宝鉴》卷十八、《类证普济本事方》卷八作"一两一分"。

④ 二片：《卫生宝鉴》卷十八、《类证普济本事方》卷八作"五片"。

⑤ 一：《类证普济本事方》卷八作"二"。

海蛤散，治妇人伤寒，血结胸膈，按①之痛，手不可近。

海蛤　滑石　甘草各一两　芒硝半两

上为末，每服二钱，鸡子清②调下。小便利血数行，更与桂枝红花汤，发其汗则愈。

淋痛治验③

参苓琥珀汤，中统三年六月中，黄明之小便淋，茎中痛不可忍，相引胁下痛，制此服之，大效。方：

人参五分　茯苓去皮，四分　川楝子去核、剉、炒，一钱　琥珀三分　生甘草一钱　玄胡索七分　泽泻　柴胡各三分　当归梢三分

上九味吹咀，作一服，用长流水三盏，煎至一盏，去滓。空心食前温服。

附：

水芝丸方，治下焦真气虚弱，小便频多，日夜无度，此方得之于高丽国王。

莲实④去皮，不以多少⑤，先以好酒浸一二宿，用猪肚一个，

---

① 按：原作"操"，《类证普济本事方》卷八作"揉"，据《卫生宝鉴》卷十八改。

② 清：原作"青"，据《卫生宝鉴》卷十八、《类证普济本事方》卷八改。

③ 淋痛治验：出《卫生宝鉴》卷十七。

④ 莲实：原作"莲须"，据《卫生宝鉴》卷十七改。莲实，即莲子。莲须擅长涩精止血，无治淋浊之功；莲子能补益心脾肾，擅治淋浊虚泻之病，历代医家多用治小便病，故取"莲实"。下同。

⑤ 少：原脱，据《卫生宝鉴》卷十七补。

却将酒浸莲须实入在内，用水煮熟，取出将莲实实切开，于火上焙干称用

上为末，醋糊丸如鸡头①大。每服五十丸，空心②温酒送下。

小便数而欠③

中书右丞合剌合孙，病小便数而欠，日夜约去二十余行，脐腹胀满，腰脚④沉重，不能安卧。至元癸未⑤季春下旬，一奉圣旨治之，遂往诊视。脉得沉缓，时时带数。尝记小便不利有三，不可一概而论耶。若津液偏渗⑥于肠胃，大便泄泻，而小便涩少，一也，宜分利而已。若热搏下焦津液，则热湿而不行，二也，必渗泄则愈。若脾胃气涩，不能通利水道下输膀胱而化者，三也，可顺气令施化而出也。今右丞平素膏粱，湿热内蓄，不得施化，膀胱窍涩，是以起数而见少也。非渗泄分利，则不能快利。遂处一方，名曰茯苓琥珀汤。

《内经》曰：甘缓而淡渗。热搏津液内蓄，脐腹胀满，当以缓之泄之，必以分利⑦为主，是以茯苓为君。滑石甘

---

① 头：原作"豆"，据《卫生宝鉴》卷十七改。
② 空心：《卫生宝鉴》卷十七此后有"食前"二字。
③ 小便数而欠：此案原混在上篇"淋痛治验"后，未单独成篇。今析出，补为一篇。
④ 腰脚：原作"脚腰"，据《卫生宝鉴》卷十七乙正。
⑤ 至元癸未：元世祖至元二十年（1283）。
⑥ 渗：原作"送"，据《卫生宝鉴》卷十七改。
⑦ 分利：《卫生宝鉴》卷十七作"其分"。

寒，滑以利窍，猪苓、琥珀之淡以渗泄而利水道，故用三味为臣。脾恶湿，湿气内蓄，则脾气不治。益脾胜湿，必用甘为助，故以甘草、白术为佐。咸入肾，咸味下泄为阴，泽泻之咸以泻伏水。肾恶燥，急食辛以润之。津液不行，以辛散之。桂枝味辛，散湿润燥，此为引①用。故以二物为使。煎用长流甘澜水②，使不助其肾气，大作汤剂，令直达于下而急速也，两服减半，旬日良愈。方：

茯苓去皮　琥珀各半两　白术五钱　泽泻一两　滑石七钱木猪苓③半两，去皮　甘草炙　桂枝去皮，各三钱

上为末，每服五钱，用长流甘澜水煎④，空心⑤调下，待少时，以美膳压之。

膜胀治验⑥

范郎中夫人，中统五年⑦八月二十日，先因劳役饮食失节，加之忧思气结，病心腹胀满，旦食则呕，暮不能食，两胁刺痛，诊其脉弦而细。《黄帝针经五乱篇》云：清气在阴，浊气在阳，乱于胸中，是以大悗。《内经》云：

---

①　引：《卫生宝鉴》卷十七作"因"。

②　甘澜水：也称甘烂水、劳水。《本草纲目》卷五："用流水二斗，置大盆中，以杓高扬之千万遍，有沸珠相逐，乃取煎药。盖水性本咸而体重，劳之则甘而轻，取其不助肾气而益脾胃也"。

③　木猪苓：即猪苓。

④　煎：《卫生宝鉴》卷十七此后有"一盏"二字。

⑤　空心：《卫生宝鉴》卷十七此后有"食前"二字。

⑥　膜胀治验：出《卫生宝鉴》卷十八。

⑦　中统五年：该年八月，忽必烈改元为至元，故又称至元元年（1264）。

清气在下，则生飧泄；浊气在上，则生䐜胀①。此阴阳反②作，病之逆从也。至夜，浊阴之气当降而不降，䐜胀尤甚。又云：脏寒生满病③。大抵阳主运化，饮食倦劳损伤脾胃，阳气不能运化精微，聚而不散，故为胀满。先灸中脘穴，乃胃之募，引胃中生发之气上行，次处木香顺气汤治之。方：

苍术　吴茱萸泡④，各五分　木香　厚朴姜制　陈皮　姜屑各三分　当归　益智仁　白茯苓去皮　泽泻　柴胡　青皮半夏泡⑤　升麻　草豆蔻各二分，面裹煨

上十五味，㕮咀，作一服，水二盏，煎至一盏，去滓。食前稍热服，忌生冷硬物及怒气，数日良愈。

论曰：《内经》云，留者行之，结者散之，以柴胡与升麻苦平，行少阳阳明二经，发散清气，运行阳分，故以为君。生姜、半夏、豆蔻、益智辛甘大温，消散大寒，故以为臣。厚朴、木香、苍术、青皮辛苦大温，通顺滞气。当归、陈皮、人参辛甘温，调和营卫，滋养中气。浊气不降，以苦泄之，吴茱萸，苦热泄之者也。气之薄者，阳中之阴，茯苓甘平⑥，泽泻咸平，气薄，引导浊阴之气，自天而下，故以为佐使也。气味相合，散之泄之，上之下

---

① 䐜胀：即胀满。

② 反：原作"返"，据《素问·阴阳应象大论》改。

③ 脏寒生满病：语本《素问·异法方宜论》。意为北方高寒地，寒气损伤内脏，易成胀满之病。

④ 泡：《卫生宝鉴》卷十八作"汤洗"。

⑤ 泡：《卫生宝鉴》卷十八作"汤泡"。

⑥ 甘平：原作"甘草"，据上方组成改。

之，使清浊之气，各安其位也。

疝气治验①

赵运使②夫人，年五十八岁，于至元甲戌三月中，病脐腹冷疼，相引胁下痛不可忍，反复闷乱，不得③安卧。予以当归四逆汤主之，先灸中庭穴。

当归四逆汤，治脐腹冷疼，相引腰胯而痛。方：

当归尾七分　附子炮　官桂　茴香炒　柴胡各五分　芍药四分　茯苓　元胡索　川楝子酒煮，各三分　泽泻二分

上十味㕮咀，作一服，水二盏半，煎至一盏，去滓。空心食前温服，数服而愈。

论曰：《难经》云任之为病，内结七疝，此寒积所致也。《内经》云：寒淫于内，治以辛热，佐以苦温。以附子、官桂甘辛大热，助阳退阴，用以为君。元胡、茴香辛温除下焦虚寒，当归辛温，和血止痛，故以为臣。芍药之酸寒，补中焦之气，又防热药损其肝温。泽泻咸④平，茯苓甘平，去膀胱中结⑤垢。川楝子苦寒，酒煮之止痛，又为引用，乃在下者引而竭之之意也。柴胡苦平，行其本经，故以为使也。

中庭一穴，在膻中下一寸六分陷者中，任脉气所发，

---

① 疝气治验：出《卫生宝鉴》卷十八。
② 运使：官名。掌运输之事。
③ 得：原脱，据《卫生宝鉴》卷十八补。
④ 咸：原脱，据《卫生宝鉴》卷十八补。
⑤ 结：《卫生宝鉴》卷十八作"留"。

可灸五壮，针入三分，或灸二七壮①，无妨。

癖积治验②

真定总管董公长孙，年十一岁，病癖积③。左胁下硬如覆手，肚大青筋，发热肌热，咳嗽自汗，日晡尤甚。牙疳臭恶，宣露出血，四肢困倦，饮食减少，病甚笃。有④太医刘仲安先生治之，约百日可愈。先与沉香海金砂丸⑤一服。下秽物两三行，次日，合塌气丸服之。十日，复以沉香海金砂丸再利之，又令服塌气丸。如此互换，服至月余，其癖减半，未及百日良愈。近年多有此症⑥，愈之者多，录之以救将来之病者也。

塌气丸，治中满下虚，单腹胀满虚损者。方：

陈皮　萝卜子炒，各半两　木香　胡椒各三钱　草豆蔻去皮　青皮各三钱　蝎稍去毒，二钱半

上为末，糊丸如桐子大。每服三十丸，食后，米饮下，日三服，白粥百日，重者一年。小儿丸如麻子大，桑白皮汤下十丸，日三服。大人丸如桐子大，每服四十丸。如阴囊洪肿冰冷，用沧盐⑦、干姜、白面为末各三钱，水

---

① 二七壮：《卫生宝鉴》卷十八作"二七壮三七壮"。

② 癖积治验：出《卫生宝鉴》卷十九。实为与罗谦甫同时代的太医刘仲安之医案，非罗谦甫医案。

③ 癖积：病名。多由水饮停结，痰瘀凝滞，食积内阻，寒热邪气搏结而成。

④ 有：《卫生宝鉴》卷十九作"召"。

⑤ 沉香海金砂丸：见李杲《医学发明》。

⑥ 症：《卫生宝鉴》卷十九作"疾"。

⑦ 沧盐：食盐之产于河北沧州者。

和膏子摊纸上，涂小儿阴囊上。

沉香海金砂丸，治一切积聚，散脾湿肿胀，肚大青筋，羸瘦恶证。方：

沉香二钱　海金砂　轻粉各一钱　牵牛头末一两

上为末，研独头蒜如泥，丸如桐子大，每服五十丸，煎灯芯汤送下。量虚实，加减丸数，取利为验。大①便利，止后服。

小儿季夏身热痿黄治验②

一小儿身体蒸热、胸膈烦满，皮肤如溃橘之黄，眼中白睛赤黄，筋骨痿弱，不能行立。此由季夏之热，加以湿令而蒸热薄③于经络，入于骨髓，使脏气不平。故脾逆乘心，湿热相合而成此疾也。盖心火实则身体蒸热，胸膈烦满，脾湿胜则皮肤如溃橘之黄。有余之气，必乘已所胜而侮所④不胜，是肾肝受邪，而筋骨痿弱，不能行立。《内经》言脾热⑤者色黄而肉⑥蠕动，又言湿热成痿，信哉斯言也。此所谓子能令母实，实则泻其子也。若脾土退其本位⑦，肾水得复，心火自平矣。又《内经》曰治痿独取于

① 大：原脱，据《卫生宝鉴》卷十九补。
② 小儿……治验：出《卫生宝鉴》卷十九。
③ 薄：《卫生宝鉴》卷十九作"博"。
④ 所：《卫生宝鉴》卷十九、《名医类案》卷十二无。
⑤ 热：原作"湿"，据《素问·痿论》改。
⑥ 肉：原作"内"，据《素问·痿论》、《卫生宝鉴》卷十九改。
⑦ 脾土退其本位：指祛除脾之湿气。与下文加减泻黄散之"此药退脾土"义同。

阳明，正谓此也。予用加减泻黄散主之。

加减泻黄散，此药退脾土，复肾水，降心火。方：

黄连　茵陈各五分　黄柏　黄芩各四分　茯苓　栀子各三分　泽泻二分

上㕮咀，都作一服，水一大盏，煎至六分，去滓。食前，稍热服，一服减半，待五日再服而良愈。

论曰：《内经》云土位之主，其泻以苦。又云脾苦湿，急食苦以燥之，故用黄连、茵陈之苦寒，除湿热为君。肾欲坚，急食苦以坚之，故以黄柏之苦辛寒强筋骨为臣。湿热成烦，以苦泻之，故以黄芩、栀子之苦寒止烦除满为佐。湿淫于内，以淡泄之，故以茯苓、泽泻之甘淡利小便，导湿热为使也。

八毒赤丸①

治鬼疰②病。入国信副使③许可道到雄州④，请予看脉。予诊之，脉中乍大乍小，乍短乍长，此乃气血不匀，邪气伤正。本官说：在路到邯郸⑤驿中，夜梦一妇人，著青衣，不见面目，用手去胁下打了一拳，遂一点痛，往来不止，兼之寒热而不能食，乃鬼击也。予曰：可服八毒赤丸。本

① 八毒赤丸：出《卫生宝鉴》卷二十一。
② 鬼疰：病名。因突然心腹疼痛，如中鬼恶，故名。
③ 入国信副使：官名。始置于宋，元代沿置，意为出使他国的使者。
④ 雄州：约今之保定雄县。
⑤ 邯郸：原作"郸邯"，今乙正。

官言尝读《名医录》中，见李子豫①八毒赤丸，为杀鬼杖。予遂与药三粒，临卧服，明旦下清水二斗，立效。

又进白：海青②陈庆玉第三子，因昼卧于水仙庙中，梦得一饼食之，心怀忧思，心腹痞满，饮食减少，约一载有余，渐渐瘦弱，腹胀如蛊，屡易医药及师巫祷之，皆不效，又不得安卧，召予治之。予诊之，问其病始末，因思之，此病③既非外感风寒，又非内伤生冷，将何据而医！予思李子豫八毒赤丸，颇有相当。遂合与五七丸服之，下清黄涎斗余，渐渐气调，而以别药理之，数月良愈，不二年身体壮实如故。故因录之，此药可谓如神。

合时宜斋戒沐浴，净室，志心修合。方：

雄黄　矾石　朱砂　附子炮　藜芦　牡丹皮　巴豆以上各一两　蜈蚣一条

上八味为末，炼蜜为丸如小豆大。每服五七丸，冷④水送下，无时。

蝉花散⑤

治夏月犬伤，及诸般损伤，蛆虫极盛，臭恶不可近者。

---

① 李子豫：晋代医生。典出《太平广记》卷二一八所引《续搜神记》。豫州刺史许永，其弟患病，夜闻鬼惧言：李子豫能以赤丸治之。异日迎李子豫，果以八毒赤丸治愈其弟。

② 海青：元代传递军国紧急公文的驿者，身上佩带的符名。

③ 病：《卫生宝鉴》卷二十一、《名医类案》卷八作"疾"。

④ 冷：原作"冰"，据《卫生宝鉴》卷二十一、《名医类案》卷八改。

⑤ 蝉花散：出《卫生宝鉴》卷二十一。此案当为罗谦甫转录化饭道人医案，何时希将其录入《历代无名医家验案》中。

　　晋州①吴权府②佃客，五月间收麦，用骒车搬载。一小厮引头，被一骒跪③倒，又咬破三两处，痛楚不可忍，五七日脓水臭恶难进，又兼蛆蝇极盛，药不能救。无如之何，卧于大门外车房中。一化饭道人见之云：我有一方，用多效，我传于④汝。修合既得，方合服之，蛆皆化为水而出，蝇亦不敢近。又以寒水石⑤为末敷之，旬日良愈。众以为神，故录之。方：

　　蝉蜕⑥　青黛各半两　华阴细辛二钱半　蛇蜕皮⑦一两，烧存性

　　上为末和匀。每服三钱，酒调下。如驴、马、牛畜损伤成疮，用酒灌之。如犬伤，用酵子和与吃，蛆皆化为水，蝇不敢再落。又以生寒水石末干捼上。

---

　　①　晋州：即今河北晋州，元属真定路。
　　②　吴权府：为蒙元将领。按《元史·列传·木华黎》："石天应遣别将吴权府引兵五百夜出东门，伏两谷间……吴权府醉酒失期，天应战死。"
　　③　跪：《卫生宝鉴》卷二十一、《名医类案》卷七作"跑"。
　　④　于：《卫生宝鉴》卷二十一作"与"。
　　⑤　寒水石：当为"石膏"。称"寒水石"的药物有两种，一为寒水石，又名凝水石；一为石膏之别名。石膏煅敷可生肌敛疮，外治痈疽疮疡，溃不收口，寒水石无此功效。《本草纲目·石部·石膏》"时珍曰：石膏有软、硬二种……自陶弘景、苏恭、大明、雷敩、苏颂、阎孝忠皆以硬者为石膏，软者为寒水石；至朱震亨始断然以软者为石膏，而后人遵用有验，千古之惑始明矣。盖昔人所谓寒水石者，即软石膏也；所谓硬石膏者，乃长石也。""又按：古方所用寒水石，是凝水石；唐宋以来诸方所用寒水石，即今之石膏也。"
　　⑥　蝉蜕：蝉蜕。
　　⑦　蛇蜕皮：蛇蜕。

定风散①

治风狗咬破。先口含浆水洗净，用绵子揾干贴药，更不再发。无脓，大有神效。凡恶犬伤人，咬破，或一年、二年、三年、四五年至七八年，被犬伤咬破处，或发疼痛，或②发憎寒，或甚至发风，遍身搐搦，数日不食而死，十死八九，予亲见死者数人。此药但凡③犬伤咬破处，无有不神愈。申显卿传。

防风去芦　天南星生用，各等分

上为细末。干上药，更不再发，无脓，不可具述。

脚气治验④

中书粘合公⑤，年四旬有二，躯干魁梧。丙辰⑥春，从征至扬州北之东武隅，脚气忽作，遍身肢体微肿，其痛手不能近，足胫尤甚，履不任穿，跣⑦以骑马，控两蹬而以竹器盛之，以困急来告。予思《内经》有云饮发于中，胕⑧肿于上，又云诸痛为实，血实者宜决之。以三棱针数刺其肿上，血突出高二尺余，渐渐如线流于地，约半升

---

① 定风散：出《卫生宝鉴》卷二十一。

② 或：《卫生宝鉴》卷二十一作“或先”。

③ 凡：原作“丸”，据《卫生宝鉴》卷二十一改。

④ 脚气治验：出《卫生宝鉴》卷二十，作“北方脚气治验”。

⑤ 中书粘合公：女真贵族粘合南合，其在忽必烈中统年间曾任中书右丞、中书平章政事。

⑥ 丙辰：蒙古宪宗六年（1256）。

⑦ 跣（xiǎn 险）：赤脚。

⑧ 胕：原作“腑”，据《素问·至真要大论》改。

许，其色紫黑，顷时肿消痛减，以当归拈痛汤重一两半服之，是夜得睡，明日再服而愈。

《本草十剂》云：宣可去壅，通可去滞。《内经》云：湿淫于内，治以苦温。羌活苦辛，透关节而胜湿。防风甘辛温，散经络中留湿，故以为主。水性润下，升麻、葛根苦辛平，味之薄者阴中之阳，引而上行，以苦发之也。白术苦甘温，和中胜湿。苍术体轻浮，气力雄壮，能去皮肤腠理间湿，故以为臣。夫血壅而不流则痛，当归身辛温以散之，使血气各有所归。人参、甘草甘温，补脾胃，养正气，使苦剂不能伤胃。仲景云：湿热相合，肢节烦疼，苦参、黄芩、知母、茵陈苦寒，乃苦以泄之者也，凡酒制炒以为因用。治湿不利小便，非其治也。猪苓甘温平，泽泻咸平，淡以渗之，又能导其留饮，故以为佐。气味相合，上下分消其湿，使壅滞之气得宣通也。

当归拈痛汤，治湿热为病，肢体烦疼，肩背沉重，胸膈不利，下注①于胫，肿痛不可忍。方：

甘草炙　茵陈蒿酒炒　酒黄芩　羌活各半两　防风　知母酒洗　猪苓去皮　泽泻　当归身各三钱　苦参酒洗　升麻　黄芩炒　人参　葛根　苍术各二钱　白术一钱五分

上㕮咀。每服一两，水二盏半，先以水拌湿，候少时煎至一盏，去滓，食前温服，待少时，美膳压之。

---

① 注：《卫生宝鉴》卷二十作"疰"。

病有远近治有缓急①

征南元帅不潾吉歹，时年七十有余，体干丰肥。丙辰三月初东征②，南回至楚丘③，诸路迎迓，多献酒醴，因而过饮。遂腹痛肠鸣，下④利日夜约五十余行，咽嗌肿痛，耳前后赤肿，舌本强，涎唾稠黏，欲吐不能出，以手曳之方出，言语艰难，反侧闷乱，夜不得卧。使来命予，诊得脉浮数，按之沉细而弦。即谓中书粘合公曰：仲景言下利清谷，身体疼痛，急当救里，后清便自调，急当救表，救里四逆汤，救表桂枝汤。总帅今胃气不守，下利清谷，腹中疼痛，虽宜急治之，比之咽嗌，犹可少待。公曰：何谓也？答曰：《内经》云：疮发于咽嗌，名曰猛疽⑤。此疾治迟则塞咽，塞咽则气不通，气不通则半日死，故宜急治。于是遂砭刺肿上，紫黑血出，顷时肿势大消，遂用桔梗、甘草、连翘、黍粘、酒制黄芩、升麻、防风等分，哎咀，每服约五钱。水制⑥清，令热漱，冷吐去之，咽之恐伤脾胃，自利转甚。再服涎清肿散，语言声出，后以神应丸辛热之剂，以散中寒，解化宿食，而燥脾湿。丸者，取

---

① 病有远近治有缓急：出《卫生宝鉴》卷二十。
② 不潾吉歹……东征：《卫生宝鉴》卷二十作"辛酉八月七旬东征"。丙辰，蒙古宪宗六年（1256）。
③ 楚丘：今山东曹县东南五十里。元时属曹州界。
④ 下：《卫生宝鉴》卷二十作"自"。
⑤ 猛疽：古病名。指咽喉焮红浸肿疼痛，甚则化脓塞咽的疾病。因其来势凶猛，故曰猛疽。
⑥ 制：《卫生宝鉴》卷二十作"煮"，《名医类案》卷七作"煎"。

其不即施化，则不犯其上热，至其病所而后化，乃治主①以缓也。不数服，利止痛定，后胸中闭塞，作阵而痛。

予思《灵枢》有云：上焦如雾，宣五谷味，薰肤充身泽毛。若雾露之溉，是为气也。今相公年高气弱，自利无度，致胃中生发之气，不能滋养于心肺，故闭塞而痛。经云：上气不足，推而扬之。脾不足者，以甘补之。再以异功散甘辛微温之剂，温养脾胃，加升麻、人参上升，以顺正气，不数服而胸中快利而痛止。《内经》云：调气之方，必别阴阳。内者内治②，外者外治③。微者调之，其次平之，胜者夺之，随其攸利，万举万全。又曰：病有远近，治有缓急，无越其制度。又曰：急则治其标，缓则治其本，此之谓也。

脐寒治验④

征南副元帅大忒米耳⑤，年六旬有八。戊午秋征南，予从之，过扬州十里，时仲冬，病自利完谷不化，脐腹冷疼，足胻寒，以手搔之，不知痛痒，尝烧石以温之，亦不得暖。予诊之，脉沉细而微。予思之年高气弱，深入敌

---

① 主：原作"至"，据《卫生宝鉴》卷二十、《名医类案》卷七改。
② 内治：原作"治内"，据《素问·至真要大论》《卫生宝鉴》卷二十乙正。
③ 外治：原作"治外"，据《素问·至真要大论》《卫生宝鉴》卷二十乙正。
④ 脐寒治验：出《卫生宝鉴》卷二十。
⑤ 大忒米耳：《卫生宝鉴》卷二十无，《名医类案》卷二作"忒木儿"，此人《元史》无传，待考。

境，军事烦冗，朝暮形寒，饮食失节，多饮乳酪，履于卑湿，阳不能外固，由是清湿袭虚，病起于下，故䯒寒而逆。《内经》云：感于寒而受病，微则为咳，盛则为泄、为痛，此寒湿相合而为病也。法当急退寒湿之邪，峻补其阳，非灸不能病已。先以大①艾炷于气海，灸百壮，补下焦阳虚；次灸三里二穴各三七壮，治䯒寒而逆，且接引阳气下行；又灸三阴交二穴，以散足受寒湿之邪。遂处方云：寒淫所胜，治以辛热，湿淫于外，平以苦热，以苦发之。以附子大辛热助阳退阴，温经散寒，故以为君；干姜、官桂大热辛甘，亦除寒湿，白术、半夏苦辛温而燥脾湿，故以为臣；人参、草豆蔻、炙甘草甘辛大温，温中益气，生姜大辛温，能散清湿之邪，葱白辛温，以通上焦阳气，故以为佐。又云：补下治下，制以急，急则气味厚，故大作剂服之。不数服泻止痛减，足䯒渐温，调其饮食，逾十日平复。

明年②秋，过襄阳，值霖雨，阅③旬余，前证复作。再依前灸添阳辅，各灸三七壮，再以前药投之，数服良愈。

加减白通汤，治形寒饮冷，大便自利，完谷不化，脐腹冷痛，足䯒寒而逆。方：

附子炮、去皮脐　干姜炮，各一两　官桂去皮　甘草炙
半夏泡七次　草豆蔻面裹煨　人参　白术各半两

---

① 大：原作"火"，据《卫生宝鉴》卷二十、《名医类案》卷二改。
② 明年：蒙古宪宗己未九年（1259）。
③ 阅：原作"间"，据《卫生宝鉴》卷二十改。

上八味㕮咀，每服五钱，水二盏半，生姜五片，葱白五茎，煎一盏三分，去渣①。空心宿食消尽，温服。

气海一穴，在脐下一寸五分，任脉所发。

三里两穴，在膝下三寸䯒外廉两筋间，举足取之，足阳明脉所入合也。可灸三壮，针入五分。

三阴交两穴，足内踝上三寸骨下陷中，足太阴少阴厥阴之交会。可灸三壮，针入三分。

髓会绝骨。《针经》云：脑髓消，胫酸耳鸣，绝骨在外踝上辅骨下当胫中是也，髓会之处也。

洁古老人云：头热如火，足冷如冰，可灸阳辅穴。又云：䯒酸冷，绝骨取之。

阳辅两穴，在足外踝上四寸辅骨前绝骨端，如前三分，去丘墟七寸，足少阳脉之所行也。可灸三七壮，针入五分。

由是副帅疾愈，以医道为重，待予弥厚。

肝胜乘脾②

真定路总管刘仲美，年逾六旬，宿有脾胃虚寒之症。至元辛巳闰八月初，天气阴寒，因官事劳役，渴而饮冷，夜半自利两行，平旦召予诊视。其脉弦细而微，四肢冷，手心寒，唇舌皆有褐色，腹中微痛，气短而不思饮食。予思《内经》云：色青者肝也，肝属木。唇者脾也，脾属

---

① 渣：原脱，据《卫生宝鉴》卷二十补。
② 肝胜乘脾：出《卫生宝鉴》卷二十。

土。木来克土，故青色见于唇也。舌者心之官，水挟木势，制火凌脾，故色青见于舌也。《难经》有云：见肝之病，则知肝当传之于脾，故先实其脾气，今脾已受肝之邪矣。洁古先师曰：假令五脏胜，各刑己胜，补不胜而泻其胜，重实其不胜，微泻其胜，而以黄芪建中汤加芍药、附子主之。且芍药味酸，泻其肝木，微泻其胜。黄芪、甘草甘温，补其脾土，是重实其不胜。桂、附辛热，泻其寒水，又助阳退阴。饴糖甘温①，补脾之不足。肝苦急，急食甘以缓之。生姜、大枣辛甘大温，生发脾胃升腾之气，行其营卫，又能缓其急。每服一两，依法水煎服之，再服而愈。

风痰治验②

参政③杨公④七旬有二，宿有风疾。于至元戊辰春，忽头旋眼黑，目不见物，心神烦乱，兀兀欲吐，复不吐，心中如懊侬之状，头偏痛⑤，微肿而赤色，腮颊亦赤色，足胻冷。命予治之。予料之，此少壮之时喜饮酒，又⑥积湿热于内，风痰内作，上热下寒，阴⑦阳不得交通，否之

---

① 甘温：原脱，据《卫生宝鉴》卷二十、《名医类案》卷二补。
② 风痰治验：出《卫生宝鉴》卷二十，作"风疾治验"四字。
③ 参政：官名，参知政事的简称。元代于中书省、行中书省均置，为副贰官，凡庶政要事，均预参决。
④ 杨公：即杨果，元初期散曲作家。元代初年任幕官、参政、北京宣抚使等职。
⑤ 痛：原脱，据《卫生宝鉴》卷二十、《名医类案》卷三补。
⑥ 又：《名医类案》卷三作"久"。
⑦ 阴：原作"是"，据《名医类案》卷三改。

象也。经云：治热以寒，虽良工不敢废其绳墨，而更其道也。然而病有远近，治有轻重。参政今年高气弱，上热虽盛，岂敢用寒凉之剂损其脾胃！经云：热则疾之。又云：高巅①之上，射而取之。予以三棱针约二十余处刺之，其血紫黑，如露珠之状，少顷，头目便觉清利，诸证悉减。遂处方云：眼黑头旋，虚风内作，非天麻不能除。天麻苗谓②之定风草，独不为风所摇，故以为君；头偏痛者，乃少阳也，非柴胡、黄芩酒制不能治，黄连苦寒酒炒，以治上热，又为因用，故以为臣；橘皮苦辛温，炙甘草甘温补中益气为佐；生姜、半夏辛温，能治风痰，茯苓甘平利小便，导湿热引而下行，故以为使。服之数服，邪气平，生气复而安矣。

天麻半夏汤，治风痰内作，胸膈不利，头旋眼黑，兀兀欲吐，上热下寒，不得安卧。方：

天麻　半夏各一钱　橘皮去白　柴胡各七分　黄芩酒炒　甘草炙　白茯苓去皮　前胡各五分　黄连三分，去须

上九味㕮咀，都为一服。水二盏，生姜三片，煎至一盏，去滓。食后温服，忌酒、面、生冷物。

明年春，参政除③怀孟路④总管以古风一阕见赠，云：

书生暮年私自怜，百病交遘⑤无由痊。

---

① 巅：原作"嶺"，据《卫生宝鉴》卷二十改。

② 谓：原作"为"，据《卫生宝鉴》卷二十改。

③ 除：授予官职。

④ 怀孟路：蒙古宪宗七年（1257）置，属中书省。治所在今河南沁阳。

⑤ 交遘（gòu 垢）：交错相遇。

自知元气不扶老，肝木任纵心火燃。

上炎下走不相制，一身坐受阴阳偏。

一月十五疾一作，一作数日情惘然。

心怦怦兮如危弦，头濛濛兮如风船。

去年卧病几半载，两耳但觉鸣秋蝉。

罗君赴召来幽燕，与我似有前生缘。

药投凉冷恐伤气，聊以砭石加诸巅。

二十余刺若风过，行见郁气上突霏白烟。

胸怀洒落头目爽，尘坌①一灌清冷渊。

东垣老人医中仙，得君门下为单传。

振枯起怯入生脉，倒生回死居十全。

方今草野无异②贤，姓名已达玉阶前。

病黎③报君为一赋，欲使思邈相周旋。

青囊秘法不可惜，要令衰朽终天年。④

上热下寒治验⑤

中书右丞姚公茂⑥，六旬有七，宿有时毒。至元戊辰春，因酒再发，头面赤肿而痛，耳前后肿尤甚，胸中烦闷，咽嗌不利，身半以下皆寒，足肿尤甚，由是以床相接作炕，身半以上卧于床，身半以下卧于炕，饮食减少，精

---

① 尘坌（bèn 笨）：灰尘、尘土。

② 异：疑应作"遗"。

③ 黎：老人，作者自称。

④ 明年春……天年：此段《卫生宝鉴》卷二十缺。

⑤ 上热下寒治验：出《卫生宝鉴》卷二十三。

⑥ 姚公茂：姚枢，字公茂，号雪斋、敬斋，元初政治家、理学家。

神困倦而体弱。命予治之。诊得脉浮数，按之弦细，上热下寒明矣。《内经》云：热胜则肿。又曰：春气者病在头。《难经》云：畜则肿热，砭射之也，盖取其易散故也。遂于肿上约五十余刺，其血紫黑如露珠之状，顷时肿痛消散；又于气海中火艾炷灸百壮，乃助下焦阳虚，退其阴寒；次于三里二穴各灸五七壮①，治足胻冷，亦引导热气下行故也。遂处一方，名曰既济解毒汤，以热者寒之，然病有高下，治有远近，无越其制度。以黄芩、黄连苦寒酒制炒，亦为因②用，以泻其上热，以为君；桔梗、甘草辛甘温上升，佐诸苦药以治其热，柴胡、升麻苦平，味之薄者阴中之阳，散发上热以为臣；连翘苦辛平，以散结消肿，当归辛温和血止痛，酒煨大黄苦寒，引苦性上行至巅，驱热而下以为使。投剂之后，肿消痛减，大便利，再服减大黄。慎言语，节饮食，不旬日良愈。

　　既济解毒汤，治上热头目赤肿而痛，胸膈烦闷不得安卧，身半以下皆寒，足胻尤甚，大便微秘。方：

　　大黄酒煨。大便利勿服　黄连酒制炒　黄芩酒制炒　甘草炙。各钱　桔梗三钱③　柴胡　升麻　连翘　当归身各一钱

　　上㕮咀，作一服，水二盏，煎至一盏，去滓。食后，温服。忌酒、湿面、大料物及生冷硬物。

---

　　①　五七壮：《卫生宝鉴》卷二十三、《名医类案》卷一皆作"三七壮"。

　　②　因：原作"应"，据《卫生宝鉴》卷二十三改。

　　③　甘草……桔梗三钱：《卫生宝鉴》卷二十三甘草后无药量，桔梗后作"各二钱"三字。

阳证治验①

真定府赵吉夫，约年三旬有余。至元丙寅五月间，因劳役饮食失节，伤损脾胃，时发烦躁而渴。又食冷物过度，遂病身体困倦头痛，四肢逆冷呕恶，而心下痞。医者不审，见其四肢逆冷，呕吐心下痞，乃用桂末三钱匕，热酒调服，仍以绵衣覆之，作阴毒伤寒治之。继后汗大出，汗后即添口干、舌涩，眼白睛红，项强硬，肢体不柔和，小便淋赤，大便秘涩，循衣摸床，如发狂壮，问之则言语错乱。其舌②则赤而欲裂，朝轻暮剧。凡七八日，家人辈自谓已危殆不望生全。邻人吉仲元举予治之。诊其脉六七至，知其热证明矣，遂用大承气汤苦辛大寒之剂一两，作一服服之。利下三行，折其胜势。翌日，以黄连解毒汤大苦寒之剂二两，使徐徐服之以去余热。三日后，病十分中减之五六，更与白虎加人参汤约半斤，服之，泻热补气前证皆退。戒以慎起居，节饮食，月余渐得平复。

《内经》云：凡用药者，无失天时，无逆气宜，无翼其胜，无赞其复，是谓至治③。又云：必先岁气，无伐天和④。当暑气方盛之时，圣人以寒凉药急救肾水之原，补肺金之不足。虽有客寒伤人，仲景用麻黄汤内加黄芩、知

---

① 阳证治验：出《卫生宝鉴》卷二十三。
② 其舌：《卫生宝鉴》卷二十三、《名医类案》卷一作"视其舌"。
③ 无失天时……是谓至治：语本《素问·六元正纪大论》。
④ 必先岁气无伐天和：语本《素问·五常政大论》。

母、石膏之类。发黄发狂，又有桂枝汤之戒①。况医者用桂末热酒调服，此所谓差之毫厘谬之千里，此逆仲景之治法。经云：不伐天和，不赞其复，不翼其胜，不失气宜，不然则故病未已，新病复起矣。

① 戒：原作"解"，据《卫生宝鉴》卷二十三、《名医类案》卷一改。

卷　下

阴黄治验①

至元丙寅六月，时雨霖霪，人多病瘟疫。真定韩君祥，因劳役过度，渴饮凉茶，及食冷物，遂病头痛，肢节亦疼，身体沉重，胸满不食，自以为外感伤②，用通圣散二服。药后添身体困甚，命③医治之。医以百解散发其汗，越四日，以小柴胡汤二服，加烦渴④。又六日，以三一承气汤下之，燥渴尤甚。又投白虎加人参柴胡饮子之类，病愈增。又易医用黄连解毒汤、朱砂膏、至宝丹之类，至十七日后，病势转增传变，身目俱黄，肢体沉重，背恶寒，皮肤冷，心下痞硬，按之而痛，眼涩不欲开，目睛不了了，懒言语，自汗，小便利，大便了而不了，命予治之。诊其脉紧细，按之虚空，两寸脉短不及本位。此证得之因时热而多饮冷，加以寒凉药过度，助水乘心，反来侮土，先因其母，后薄其子⑤。经云：薄所不胜乘所胜也，时值霖雨，乃寒湿相合，此为阴证发黄明也。予以茵陈附子干姜汤主之。《内经》云：寒淫于内，治以甘热，佐以苦辛；

---

① 阴黄治验：出《卫生宝鉴》卷二十三。
② 伤：《名医类案》卷九作"内伤"，义胜。
③ 命：《卫生宝鉴》卷二十三作"方命"。
④ 加烦渴：《卫生宝鉴》卷二十三作"后加烦热躁渴"，《名医类案》卷九作"复加烦热躁渴"。
⑤ 子：原作"母"，据《卫生宝鉴》卷二十三改。

湿淫所胜，平以苦热，以淡渗之，以苦燥之。附子、干姜辛甘大热，散其中寒，故以为主；半夏、草豆蔻辛热，白术、陈皮苦甘温，健脾燥湿，故以为臣；生姜辛温以散之，泽泻甘平以渗之，枳实苦微寒，泄其痞满，茵陈苦微寒，其气轻①浮，佐以姜附，能去肤腠间寒湿而退其黄，故为佐使也。煎服一两，前证减半，再服悉去。又与理中汤服之，数日，气得平复。

或者难曰：发黄皆以②为热。今暑阳③盛之时，又以热药治之，何也？予曰：理所当然，不得不然。成无己云阴证有二：一者始外伤寒邪，阴经受之，或因食冷物伤太阴经也。二者始得阳证，以寒治之，寒凉过度，变阳为阴也。今君祥因天令暑热，冷物伤脾，过服寒凉，阴气大胜，阳气欲绝，加以阴雨，寒湿相合，发而为黄也。仲景所谓当于寒湿中求之。李思顺云：解之而寒凉过剂，泻之而逐寇伤君，正以此也。圣贤之制，岂敢越哉！或者曰洁古之学，有自来矣。

茵陈附子干姜汤，治因凉药过剂，变为阴证。身目俱黄，四肢皮肤冷，心下痞硬，眼涩不欲开，自利蜷卧。方：

附子炮、去皮脐，三钱　干姜炮，二钱　茵陈一钱二分白术四分　草豆蔻面裹煨，一钱　白茯苓去皮，三分　枳实麸炒　半夏泡七次　泽泻各五分　陈皮三分，去白

---

①　轻：原作"转"，据《卫生宝鉴》卷二十三、《名医类案》卷九改。
②　以：原作"之"，据《卫生宝鉴》卷二十三、《名医类案》卷九改。
③　阳：《卫生宝鉴》卷二十三、《名医类案》卷九皆作"隆"。

上十味㕮咀，作一服。水一盏半，生姜五片，煎至一盏，去滓。凉服，不拘时候。

肢节肿痛治验[①]

真定府张大年，二十有九，素好嗜酒。至元辛未[②]五月间，病手指节肿痛，屈伸不利，膝膑亦然，心下痞满，身体沉重，不欲饮食，食即欲吐，面色痿黄，精神减少。至六月间，来求予治之。诊其脉沉而缓，缓者脾也。《难经》云：腧主体重节痛[③]。腧者脾之所主，四肢属脾。盖其人素饮酒，加之时助，湿气大胜，流于四肢，故为肿痛。《内经》云：诸湿肿痛，皆属脾土。仲景云：湿流关节，肢体烦痛，此之谓也，宜以大羌活汤主之。《内经》云：湿淫于内，治以苦温。以苦发之，以淡渗之。又云：风能胜湿，羌活、独活苦温透关节而胜湿，故以为君；升麻苦平，威灵仙、防风、苍术苦辛温发之者也，故以为臣；血壅而不流则痛，当归辛温以散之；甘草甘温，益气缓中；泽泻咸平，茯苓甘平，导湿而利小便，以淡渗之也。使气味相合，上下分散其湿也。大羌活汤方：

羌活　升麻各一钱　独活七分　苍术　防风去芦泥　威灵仙去芦　白术　当归　白茯苓去皮　泽泻各五分

①　肢节肿痛治验：出《卫生宝鉴》卷二十三，《名医类案》卷九亦载，文字有删节。

②　至元辛未：元世祖至元八年（1271）。

③　痛：此后原衍"而"，属下句读。据《卫生宝鉴》卷二十三、《名医类案》卷九删。

上十味哎咀，作一服。水二盏，煎至一盏，去滓，温服。食前一服，食后一服。忌酒、面、生冷硬物。

中寒治验①

参政商公②，时年六旬有二，元③有胃虚之证。至元己巳夏，上都住，时值六月，霖雨大作，连日不止。因公务劳役过度，致饮食失节。每旦则脐腹作痛，肠鸣自利，须去一二行乃少定，不喜饮食，懒于言语，身体倦困，召予治之。予诊其脉沉缓而弦，参政以年高气弱，脾胃宿有虚寒之证，加之霖雨及劳役饮食失节，重虚中气。《难经》云：饮食劳倦则伤脾，不足而往，有余随之。若岁火不及，寒乃大行，民病骛溏④。今脾胃正气不足，肾水必挟木势，反来侮土，乃薄所不胜乘所胜也。此疾非甘辛大热之剂则不能泻水补土，虽夏暑之时，有用热远热之戒。又云：有假者反之，是从权而治其急也。《内经》云：寒淫于内，治以辛热。干姜、附子辛甘⑤大热，以泻寒水，用以为君；脾不足者以甘补之，人参、白术、甘草、陈皮苦甘温以补脾土；胃寒则不欲食，以生姜、草豆蔻辛温治客

---

① 中寒治验：出《卫生宝鉴》卷二十三。

② 商公：商挺，字孟卿，号左山。元初诗人、曲家，官至中书参知政事。

③ 元：《名医类案》卷一作"原"。

④ 骛溏：症名。出《素问·至真要大论》。又称鸭溏、骛泄。指泻下大便水粪混杂，色清稀薄如骛（即家鸭）粪。

⑤ 辛甘：原作"甘辛"，据《卫生宝鉴》卷二十三、《名医类案》卷一乙转。

寒犯胃；厚朴辛温，厚肠胃；白茯苓甘平助姜附，以导寒湿；白芍药酸微寒，补金泻木以防热伤肺①气为佐也。不数服良愈。

附子温中汤，治中寒腹痛自利，米谷不化，脾胃虚弱，不喜饮食，懒言语，困倦嗜卧。方：

干姜炮 黑附子炮、去皮脐，各七钱 人参去芦 甘草炙
白芍药 白茯苓去皮 白术各五钱 草豆蔻面裹煨，去皮 厚朴姜制 陈皮各三钱

上十味哎咀，每服五钱，或一两。水二盏半，生姜五片，煎至一盏三分，去滓。食前温服。

时不可违②

中书左丞张仲谦③，年五十三岁。至元戊辰春正月，在大都患风证，半身麻木。一医欲汗之，未决可否，命予决之。予曰：治风当通因通用，汗之可也，然此地此时，虽交春令，寒气犹存，汗之则虚其表，必有恶风寒之证，仲谦欲速差，遂汗之，身体轻快。后数日④，再来邀予视之，曰：果如君言，官事烦⑤剧，不敢出门，当如之何？予曰：仲景云：大法夏宜汗，阳气在外故也。今时阳气尚弱，初出于地，汗之则使气亟夺，卫气失守，不能肥实腠

---

① 肺：原作"脾"，据《卫生宝鉴》卷二十三、《名医类案》卷一改。
② 时不可违：出《卫生宝鉴》卷二十三。
③ 张仲谦：张文谦，字仲谦，今河北邢台人，元初名臣、理学家。
④ 后数日：《名医类案》卷五作"后数日复作"。
⑤ 烦：《卫生宝鉴》卷二十三作"繁"。

理，表上无阳，见风必大恶矣。《内经》曰：阳气者卫外而为固也。又云阳气者若天与日，失其所则折寿而不彰。当汗之时，犹有过汗之戒，况不当汗而汗者乎？遂以黄芪建中汤①加白术②服之，以滋养脾胃，生发营卫之气。又以温粉③扑其皮肤。待春气盛，表气渐实，即愈矣。《内经》曰：化不可代④，时不可违，此之谓也。

阴证阳证辨⑤

静江府⑥提刑⑦李君长子，年一十九岁。至元壬午⑧四月间，病伤寒九日。医者作阴证治之，与附子理中丸数服，其症增剧。别易一医作阳证，议论差互，不敢服药。李君亲求邀请予为决疑，予避嫌辞，李君拜泣而告曰：太医若不一往，犬子只待死矣，不获⑨已遂往视之。坐间有数人，予不欲直言其证，但细为分解，使自忖度之。凡阳证者，身须大热而手足不厥，卧则坦然，起则有力，不恶

---

① 黄芪建中汤：出《卫生宝鉴》卷五。

② 白术：原作"白芍"，方中本有"白芍药"，故据《卫生宝鉴》卷二十三、《名医类案》卷五改。

③ 温粉：《卫生宝鉴》卷五的外治法方剂，药物组成为白术、白芷、藁本、川芎各等分，捣为细末，每末一两，入米粉三两和匀。

④ 代：原作"伐"，据《素问·五常政大论》改。

⑤ 阴证阳证辨：出《卫生宝鉴》卷二十四。

⑥ 静江府：元代设置的一级行政区。隶湖广行省。

⑦ 提刑：官名。"提点刑狱公事"的简称。掌州的司法、刑狱、监察和农桑。

⑧ 至元壬午：元世祖至元十九年（1282）。

⑨ 不获：不得，不能。

寒，反恶热，不呕不泻，渴而饮水，烦躁不得卧①，能食而多语，其脉浮大而数者，阳证也。凡阴证者，身不热而手足厥冷，恶寒蜷卧，面向壁卧，恶闻人声，或自引衣盖覆，不烦渴，不欲食，小便自利，大便反快，脉沉细而微迟者，皆阴证也。今诊脉沉数得六七至。其母云：夜来叫呼不绝，全不得睡，又喜冰水。予闻其言，阳证悉具，且三日不见大便，宜急下之。予遂称酒煨大黄六钱，炙甘草二钱，芒硝二②钱，水煎服之。至夕下数行，燥粪二十余块，是夜汗大出。翌日又往视之，身凉脉静矣。

　　予思《素问·热论》云：治之各通其脏腑。故仲景述《伤寒论》，六经各异，传受不同。《活人书》亦云：凡治伤寒，先须明经络，若不识经络，触途冥行。前圣后贤，其揆③一也。昧者不学经络，不问病源，按寸握尺，妄意疾证，不知邪气之所在，动致颠覆，终不可④悔。韩文公⑤曰：医之病病道⑥少思，理到之言，勉人学问，救⑦人之心重矣。

---

① 卧：《卫生宝鉴》卷二十四、《名医类案》卷一作"眠"，义胜。
② 二：《名医类案》卷一作"五"。
③ 揆：道理、准则。
④ 可：《卫生宝鉴》卷二十四作"肯"。
⑤ 韩文公：唐代文学家韩愈，谥号"文"，故称。
⑥ 道：《卫生宝鉴》卷二十四作"在"。
⑦ 救：《卫生宝鉴》卷二十四作"济"。

解　惑①

省郎中②张子敬，六十七岁。病眼目昏暗，唇微黑色，皮肤不泽，六脉弦细而无力。一日出示治眼二方，问予可服否？予曰：此药皆以黄连大苦之药为君，诸风药为使。且人年五十，胆汁减而目始不明。《内经》云：土位之主，其泻以苦，诸风药亦皆泻土。人年③七十，脾胃虚而皮肤枯，重泻其土，使脾胃之气愈虚，而不能营运营卫之气滋养元气，胃气不能上行，膈气吐食诸病生焉。又以年高衰弱，起居皆不同，此药不可服，只宜慎言语，节饮食，惩忿窒欲，此不治之治也。子敬以为然。明年春，署④关西路按察使⑤，三年致仕还，精神清胜，脉遂平和，此不妄服寒药之效也。《内经》曰：诛罚无过，是谓大惑，解之可也。

执方用药辨⑥

省掾⑦曹德裕男妇⑧，三月初病伤寒八九日，请予治之。脉得沉细而微，四肢厥冷，自利腹痛，目不欲开，两

---

① 解惑：出《卫生宝鉴》卷二十四。
② 省郎中：官名。
③ 年：原作"言"，据《卫生宝鉴》卷二十四、《名医类案》卷七改。
④ 署：《卫生宝鉴》卷二十四、《名医类案》卷七作"除"。
⑤ 按察使：元代的地方监察官，掌路的司法刑狱和官吏考核。
⑥ 执方用药辨：出《卫生宝鉴》卷二十四。
⑦ 省掾（yuàn院）：官名。元代中书省令史别称。掌文书案牍。
⑧ 男妇：儿媳妇。

手常抱腋下，昏昏嗜卧，口干舌燥。乃曰前医留白虎加人参汤一服，可服否？予曰：白虎虽云治口燥舌干，若执此一句亦未然。今此证不可用白虎者有三：《伤寒论》云：立夏已前，处暑已后，不可妄用，一也；太阳证无汗而渴者不可用，二也；况病人阴证悉具，其时春风尚寒，不可用，三也。仲景云：下利清谷，急当救里，宜四逆汤。遂以四逆汤三①两加人参一两，生姜十余片，连须葱白九茎，水五大盏，同煎至三盏，去滓，分三服，一日服之。至夜利止，手足温。翌日大汗而解，继以理中汤数服而愈。

孙真人《习业篇》②云：凡欲为太医，必须谙③《甲乙》、《素问》、《黄帝针经》、《明堂流注》、十二经、三部九候、《本草》、《药对》、仲景、叔和，并须精熟，如此方为太医。不尔，犹无目夜游，动致颠陨。执方用药者，再斯可矣。

过汗亡阳变证治验④

中山⑤王知府次子薛里，年十三岁。六月十三日暴雨方过，池水泛溢，因而戏水，衣服尽湿，其母责之。至晚，觉精神昏愦，怠惰嗜卧。次日，病头痛身热，腿脚沉重。一女医用和解散⑥发之，闭户塞牖，覆以重衾，以致

---

① 三：《名医类案》卷一作"五"。
② 习业篇：指孙思邈《备急千金要方》卷一之"大医习业"。
③ 谙（ān 鞍）：熟悉、精通。
④ 过汗亡阳变证治验：出《卫生宝鉴》卷二十四。
⑤ 中山：即中山府，隶属真定路。在今河北青县南。
⑥ 和解散：疑即《太平惠民和剂局方》和解散。

苦热不胜禁，遂发狂言，欲去其衾，而不能得去，是夜汗至四更，湿透其衾，明日寻衣撮空，又以承气汤下之。下后语言渐不出，四肢不能收持，有时项强，手足痿疭，搐急而挛，目左视而白睛多，口唇肌肉蠕动，饮食减少，形体羸瘦。命予治之，具说前由。予详之，盖伤湿而失于过汗也，且人之元气起于脐下，肾间动气周于身，通行百脉。今盛暑之时，大发其汗，汗多亡阳，百脉行涩，故三焦之气不能上荣心肺，心①火旺而肺气焦，况因惊恐内蓄。《内经》曰：恐则气下。阳主声，阳既亡而声不出也。阳气者，精则养神，柔则养筋。又曰：夺血无汗，夺汗无血。今发汗过多，气血俱衰，筋无所养，其病为痉，则项强手足痿疭，搐急而挛。目通于肝，肝者，筋之合也，筋既燥而无润，故目左视而白睛多。肌肉者，脾也。脾热则肌肉蠕动，故唇②蠕动，有时而作。经云：肉痿者，得之湿地也。脾热者，肌肉不仁，发为肉痿。痿者，痿弱无力运动，久为不仁。阳主于动，今气欲竭，热留于脾，故四肢不用。此伤湿过汗而成坏证明矣。当治时之热，益水之原救其逆，补上升生发之气。《黄帝针经》曰：上气不足，推而扬之，此之谓也。以人参益气汤治之。《内经》曰：热淫所胜，治以甘寒，以酸收之。人参、黄芪之甘温，补其不足之气而缓其急搐，故以为君。肾恶燥，急食辛以润

---

① 心：原脱，据《卫生宝鉴》卷二十四补。
② 唇：《卫生宝鉴》卷二十四作"曰唇"、《名医类案》卷二作"口唇"。

之，生甘草①甘微寒，黄柏苦辛寒以救肾水而生津液，故以为臣。当归辛温和血脉，橘皮苦辛，白术苦甘，炙甘草甘温，益脾胃，进饮食；肺欲收，急食酸以收之，白芍药之酸微寒，以收耗散之气，而补肺金，故以为佐。升麻、柴胡苦平上升，生发不足之气，故以为使，乃从阴引阳之谓也。

人参益气汤方：

黄芪五分　人参　黄柏去皮　升麻　柴胡　白芍药各三分　当归　白术　炙甘草各二分　陈皮三分　生甘草二分

上十一味㕮咀，都为一服。水二盏半，先浸两时辰，煎至一盏，去滓热服。早食后，午食前，各一服。投之三日后，语声渐出，少能行步，四肢柔和，饮食渐进，至秋而愈。

用热远热从乎中治②

郝道宁③友人刘巨源，时年六十有五。至元戊寅夏月，因劳倦饮食不节，又伤冷饮，得疾。医者往往皆以为四时证，治之④不愈。逮十日，道宁请太医罗谦甫治之。诊视曰：右手三部脉沉细而微，太阴证也，左手三部脉微浮而弦，虚阳在表也。大抵阴多而阳少，今所苦身体沉重，四

---

① 甘草：原脱，据《卫生宝鉴》卷二十四、《名医类案》卷二补。

② 用热远热从乎中治：出《卫生宝鉴》卷二十四。

③ 郝道宁：真定人，常年在家乡教授诗书，从学者众多。见《宋元学案补遗·知事郝先生道宁》。

④ 之：原脱，据《卫生宝鉴》卷二十四、《名医类案》卷二补。

肢逆冷，自利清谷，引衣自覆，气难布息，懒语言，此脾受寒湿，中气不足故也。仲景言：下利清谷，急当救里，宜四逆汤温之。《内经》复有用热远热之戒，口干但欲漱水，不欲咽，早晨身凉而肌生粟，午后烦躁，不欲去衣，昏昏睡而面赤隐隐，红斑见于皮肤，此表实里虚故也。内虚则外证随虚①而变。详内外之证，乃饮食劳倦，寒伤于脾胃，非四时之证明矣。治病必察其下，今适当大暑之时，而得内寒之病，以标本论之，时令标也，病为本也。用寒则顺时而违本，用热则从本而逆时。此乃寒②热俱伤，必当从乎中治，中治者，温之是也。遂以钱氏白术散加升麻，就本方葛根、甘草以解其斑，少加白术、茯苓以除湿而利其小便也，人参、藿香、木香安脾胃，进饮食。㕮咀，每服一两，煎服。再服斑退而身温，利止而神出。次服异功散、治中汤③辛温之剂，一二服，五日得愈，止药。主人曰：病已渐愈，勿药可乎？罗君曰：药攻邪也。《内经》曰治病以平为期。邪气既去，强之以药，变证随起，不若以饮食调养，待其真气来复，此不药而药，不治而治之理存焉！从之，旬日良愈。

嘻！谦甫之为医，深究《内经》之旨，以为据依，不为浮议之所摇，胸中了然而无所滞，岂验方而④药者比也。巨源友旧，朝夕往视之，故得其详，不可不录之以为戒。

---

① 虚：《卫生宝鉴》卷二十四、《名医类案》卷二作"时"。
② 寒：原作"伤"，据《卫生宝鉴》卷二十四、《名医类案》卷二改。
③ 治中汤：载于《太平惠民和剂局方》。
④ 而：《卫生宝鉴》卷二十四此后有"用"。

五月二十五日郝道宁谨题。

汗多亡阳①

齐大哥②十一月间，因感寒邪，头项强、身体痛，自用灵砂丹四五粒并服，以酒引下，遂大汗出，汗后身轻。至③夜，前病复来，以前药复汗，其病不愈，复以通圣散发汗，病添身重，足胻冷而恶寒。是日方命医，医者不究前治，又以五积散汗之。翌日，身重如石，不能反侧，足胻如冰，冷及腰背，头汗如贯珠，出而不流，心胸躁热，烦乱不安，喜饮冷，西瓜、梨、柿、冰水之物常置左右。病至于此，命予治之。诊得六脉如蛛丝，微微欲绝，予以④死决之。主家曰：得汗多矣，焉能为害。予曰：夫寒邪中人者，阳气不足之所致也，而感⑤之有轻重，汗之者岂可失其宜哉。仲景曰：阴盛阳虚，汗之则愈。汗者，助阳退阴之意也。且⑥寒邪不能自出，必待阳气泄，乃能出也。今以时月论之，大法夏月宜汗，此大法焉，然亦以大⑦过为戒。况冬三月闭藏之时，无扰乎阳，无泄皮肤，

---

① 汗多亡阳：出《卫生宝鉴》卷一。
② 哥：原作"奇"，据《卫生宝鉴》卷一改。《续名医类案》卷十五作"兄"。
③ 至：原作"之"，据《卫生宝鉴》卷一改。
④ 以：此下原衍"已"字，据《卫生宝鉴》卷一删。
⑤ 感：原作"盛"，据《卫生宝鉴》卷一、《续名医类案》卷十五改。
⑥ 且：原作"其"，据《卫生宝鉴》卷一、《续名医类案》卷十五改。
⑦ 大：《卫生宝鉴》卷一、《续名医类案》卷十五作"太"。

使气亟夺，为养藏之道也。逆之则少阴①不藏，此冬气之应也。凡有触冒，宜微汗之，以平为期，邪退乃已，急当衣暖②，居密室，服实表③补卫气之剂，虽有寒邪，弗能为害，此从权之治也。今非时而大发其汗，乃谓之逆。故仲景有云：一逆尚引日，再逆促命期。今本伤而汗，汗而复伤，伤而复汗，汗出数回，使气亟夺，卫气无守，阳泄于外，阴乘于内。故经云：独阳不生，独阴不长。不死何待，虽卢扁④亦不能治之活也。是日，至夜将半，项强，身体不仁，手足搐急，爪甲青而死矣。《金匮要略》云：不当汗而妄汗之，令人夺其津液枯槁而死。今当汗之，一过亦中绝其命，况不当汗而强汗之者乎。

下多亡阴⑤

真定赵客，乙丑⑥岁六月间客于他方，因⑦伤湿面，心下痞满，躁热时作，卧不得安，遂宿于寺中。僧以大毒热⑧药数丸，下十余行，心痞稍减。越日困睡，为盗劫其财货，心有所动，遂躁热而渴，饮冷酒一大瓯，是夜脐腹

---

① 少阴：原作"少阳"，据《卫生宝鉴》卷一、《续名医类案》卷十五改。

② 暖：《卫生宝鉴》卷一、《续名医类案》卷十五作"煖衣"。

③ 表：原脱，据《卫生宝鉴》卷一、《续名医类案》卷十五补。

④ 卢扁：战国时名医扁鹊。《史记·扁鹊仓公列传》："家于卢国，因命之曰卢医也。"故人称"卢扁"，后代指名医。

⑤ 下多亡阴：出《卫生宝鉴》卷一。

⑥ 乙丑：元世祖至元二年（1265）。

⑦ 因：此下《卫生宝鉴》卷一、《名医类案》卷四有"乘困"二字。

⑧ 热：原作"食"，据《名医类案》卷四改。

胀痛，僧再以前药，复下十余行，病加困笃，四肢无力，躁热，身不停衣，喜饮冷水，米谷不化，痢下如烂鱼肠脑，赤水相杂，全不思食，强食则呕，痞甚于前，噫气不绝，足胻冷，少腹不任其痛，请予治之。诊其脉浮数八九至，按之空虚。予溯流而寻源，盖暑天之热已伤正气，以有毒大热之剂下之，一下之后，其所伤之物已去而无余矣，遗巴豆之气流毒于肠胃之间。使呕逆而不能食，胃气转伤而然。及下脓血无度，大肉陷下，皮毛枯槁，脾气弱而衰也。舌上赤涩，口燥咽①干，津液不足，下多亡阴之所致也。阴既已亡，心火独旺，故心胸躁热，烦乱不安。经曰：独阳不生，独阴不长，夭之由也。遂辞而退，后易他医。医至，不审其脉，不究其源，惟见痞满，以枳壳丸②下之，病添喘满，痢下不禁而死。

《金匮要略》云不当下而强下之，令人开肠洞泄，便溺不禁而死，此之谓也。夫圣人治病，用药有法，不可少越。《内经》云：大毒去病，十去其六；小毒治病，十去其七；常毒治病，十去其八；无毒治病，十去其九。如不尽行，复如法，以谷肉果菜食③之，无使过之，过则伤其正矣。《记》④有之云：医不三世，不服其药，盖慎之至也。彼僧非医流，妄以大毒之剂下之太过，数日之间，使人殒命丧身。用药之失，其祸若此，病之择医，可不谨

① 咽：原作"阴"，据《卫生宝鉴》卷一、《名医类案》卷四改。
② 枳壳丸：载于《卫生宝鉴》卷四。
③ 食：《卫生宝鉴》卷一作"养"。
④ 记：《礼记》。

乎。戒之!

方成弗约之失^①

丁巳冬十月，予从军回至汴梁^②。有伶人^③李人爱谓予曰：大儿自今岁七月间，因劳役渴饮凉茶，及食冷饭，觉心下痞。请医治之，医投药一服，下利数行，其证遂减。不数日，又伤冷物，心腹复痞满，添呕吐恶心，饮食无味，且不欲食，四肢困倦，懒于言语。复请前医诊视，曰：此病易为，更利几行即快矣。遂以无忧散^④对加牵牛末，白汤服。至夕，腹中雷鸣而作阵痛，少焉既吐又泻，烦渴不止，饮冷无度，不复能禁，时发昏愦。再命前医视之，诊其脉不能措手而退。顷之，冷汗如洗，口鼻气渐冷而卒矣。小人悔恨无及，敢以为问。予曰：未尝亲见，不知所以然。既去。

或曰：予亲见之，果药之罪^⑤欤而非罪^⑤欤？对曰：此非药之罪，乃失其约量之过也。夫药用之无据，反为气害。《内经》曰：约方犹约囊也。囊满弗约则输泄，方成弗约则神与气弗俱^⑥。故仲景以桂枝汤治外伤风邪，则曰若一服汗出病差，停后服，不必尽剂。大承气汤下大满大

---

① 方成弗约之失：出《卫生宝鉴》卷一。

② 汴梁：今河南开封。

③ 伶人：以乐舞演剧为业的技艺人通称。

④ 无忧散：疑即《太平惠民和剂局方》无忧散。

⑤ 罪：《卫生宝鉴》卷一、《续名医类案》卷九无此字。

⑥ 约方犹……气弗俱：语本《灵枢·禁服》。

实，则曰得更衣，止后服，不必尽剂，其慎如此。此①为大戒，盖得圣人约囊之旨也。治病必求其本。盖李人以俳优②杂剧为戏，劳神损气而其中疢③然。因时暑热，渴饮凉茶，脾胃气弱，不能运化而作痞满。以药下之，是重困也。加以不慎，又损其阳。虚而复伤，伤而复下，阴争于内，阳扰于外，魄汗未藏，四逆而起。此仲景所谓一逆尚引日，再逆促命期。如是，则非失约量之过而何！故《内经》戒云：上工平气，中工乱脉，下工绝气，危生下工，不可不④慎也。

灸之不发⑤

国信副使⑥覃郎中，四十九岁，至元丙寅春，病脐腹冷疼，完谷不化，足胻寒而逆，皮肤不仁，精神倦弱。诊其脉沉细而微，遂投以大热甘辛之剂，及灸气海百壮，三里两穴各三七壮，阳辅各二七壮。三日后，以葱熨灸，疮皆不发，复灸前穴，依前壮数⑦，亦不发。十日后，疮亦更不作⑧脓，疮口皆干。

---

① 此：原脱，据《卫生宝鉴》卷一、《续名医类案》卷九补。
② 俳优：古代演杂耍滑稽戏的艺人。
③ 疢（chèn 趁）：泛指疾病。
④ 不：原脱，据《卫生宝鉴》卷一补。
⑤ 灸之不发：出《卫生宝鉴》卷二。
⑥ 国信副使：元代沿宋制置，意为出使他国的使者之一，带国书，因称。
⑦ 数：原作"发"，据《卫生宝鉴》卷二、《续名医类案》卷十九改。
⑧ 作：原脱，据《卫生宝鉴》卷二、《续名医类案》卷十九补。

癸丑岁初，予随①朝承应，冬屯于爪忽都地面。学针于窦子声②先生，因询六腧，曰：凡用针者，气不至而不效，灸之亦不发，大抵本气虚空，不能作脓，失其所养故也。更加不慎，邪气加之，病必不退。异日，因语针灸科忽教授，亦以为然。

至元戊辰春，副使除益都③府判④，到任未几⑤，时患⑥风疾，半身麻木，自汗恶风，妄⑦喜笑，又多健忘，语言微涩。医以续命汤复发其汗，津液重竭，其症愈甚。因求医还家，日久神气昏愦，形容羸瘦，饮食无味，便溺遗矢⑧，扶而后起，屡易医药，皆不能效。

因思《内经》云：阳气者，若天与日，失其所折寿而不彰。今因此病，而知子声君之言矣。或云，副使肥甘足于口，轻暖足于体，使令足于前，所为无不如意，君言失其所养，何也？予曰：汝言所养，养口体者也⑨，予论所养，养性命者也。且覃氏壮年得志，不知所养之正，务快于心，精神耗散，血气空虚，致此疾。《灵枢经》云：人年十岁，五脏始定，血气已通，其气在下，故好走。二十

---

① 随：原脱，据《卫生宝鉴》卷二、《续名医类案》卷十九补。
② 窦子声：窦默，字子声，又字汉卿。元初医学家、理学家。
③ 益都：元代益都路，治所在益都县，即今山东青州。
④ 府判：元在各州府置扶判官，为长官的佐吏，协理政事，或备差遣。
⑤ 几：原作"及"，据《卫生宝鉴》卷二、《续名医类案》卷十九改。
⑥ 患：原脱，据《续名医类案》卷十九补。
⑦ 妄：原作"忘"。据《卫生宝鉴》卷二、《续名医类案》卷十九改。
⑧ 矢：原作"失"，《卫生宝鉴》卷二同，据《续名医类案》卷十九改。
⑨ 养口体者也：原作"养者口体也"，据《卫生宝鉴》卷二改。

岁，血气始盛，肌肉方长，故好趋。三十岁，五脏大定，肌肉坚，血气盛满，故好步。四十岁，五脏六腑十二经脉皆大盛以平定，腠理始疏，华荣颓落，发颇斑白，平盛不摇，故好坐。五十岁，肝气始衰，肝叶始薄，胆汁始减，目始不明。六十岁，心气始衰，善忧悲，血气懈惰，故好卧。七十岁，脾气始衰，皮肤已枯。八十岁，肺气衰，魄魂散离，故言善误。九十岁，肾气焦，脏枯，经脉空虚。百岁，五脏皆虚，神气皆去，形骸独居而终矣。盖精神有限，嗜欲①无穷，轻丧性命，一失难复，其覃氏之谓欤。

脱 营②

《疏五过论》云：尝贵后贱，虽不中邪，病从内生，名曰脱营。镇阳③有一士人，躯干魁梧而意气雄豪，喜交游而有四方之志，年逾三旬，已入仕至五品，出入从骑塞途，姬侍满前，饮食起居，无不如意。不三年，以事罢去，心思抑结，忧虑不已，以致饮食无味，精神日减，肌肤渐至瘦弱，无如之何，遂耽嗜于酒，久而中满。始求医，医不审得病之情，辄以丸药五粒，温水送之，下二十余行。时值初秋，暑热犹盛，因而烦渴，饮冷过多，遂成肠鸣腹痛而为痢疾，有如鱼脑，以至困笃。命予治之，诊其脉乍大乍小，其症反覆闷乱，兀兀欲吐，叹息不绝。予

---

① 欲：原作"感"，据《卫生宝鉴》卷二、《续名医类案》卷十九改。

② 脱营：出《卫生宝鉴》卷二。

③ 镇阳：据梁勇、杨俊科著《石家庄史志论稿》考证，当为镇洲（真定路）治所真定之别称，即今正定。

料曰：此病难治。

启玄子云：神屈故也。以其贵之尊荣，贱之屈辱，心怀慕眷，志结忧惶，虽不中邪，病从内生，血脉虚减，名曰脱营。或曰：愿闻其理。《黄帝针经》有曰：宗气之道，内谷为宝。谷入于胃，乃传之脉，流溢于中，布散于外。精专者行于经隧，终而复始，常营无已，是为天地之纪。故气始从手太阴起，注于阳明，传流而终于足厥阴，循腹里，入缺盆，下注肺中，于是复注手太阴，此营气之所行也。故日夜气行五十营，漏水下百刻，凡一万三千五百息，所谓交通者并行一数也。故五十营备，得尽天地之寿矣。今病者始乐后苦，皆伤精气，精气竭绝，形体毁阻，暴喜伤阳，暴怒伤阴，喜怒不能自节。盖心为君主，神明出焉，肺为相辅，主行营卫，制节由之，主贪人欲，天理不明，则十二官相使，各失所司，使道闭塞而不通。由是则经营之气脱去，不能灌溉周身，百脉失其天度，形乃大伤，以此养生则殃，何疑之有焉。

泻火伤胃①

经历晋才卿，膏粱而饮，至春病衄。医曰：诸见血者为热，以清凉饮子投之，即止。越数日，其疾复作。医又曰：药不胜病故也，遂投黄连解毒汤，既而或止，止而复作。易医数次②，皆用苦寒之剂，俱欲胜其热而已，然终

---

① 泻火伤胃：出《卫生宝鉴》卷二。

② 次：原作“四”，据《卫生宝鉴》卷二改。

不愈。而饮食起居，漫①不及初，肌寒而时躁，言语无声，口气臭秽，恶如冷风，然其衄之余波，则未绝也。

或曰：诸见血者热。衄，热也，热而寒之，理也。今不惟不愈，而反害之，何哉？《内经》曰：以平为期。又言：下工不可不慎也。彼惟知见血为热，而以苦寒攻之，抑不知苦泻土。土，脾胃也，脾胃人之所以为本者。今火为病，而泻其土，火固未尝除，而土已病矣。土病则胃虚，胃虚则营气不能滋荣百脉，元气不循天度，气随阴化而无声、肌寒也。噫！粗工嘻嘻以为可治，热病未已，寒病复起，此之谓也。

肺痿辨②

华严寺③和尚④座代史侯出家，年末四十，至元癸酉⑤四月间，因澡浴大汗出，还寺剃头，伤风寒，头疼，四肢困倦。就市中赎通圣散服之，又发之汗，头疼少减，再日复作，又以通圣散发之，发汗数回，反添劳动喘促，自汗恶风，咳而有血，懒于言语，饮食减少，求医治之。医与药，多以生姜为引子。至六月间，精神愈困，饮食减少，

① 漫：《卫生宝鉴》卷二作"皆"。
② 肺痿辨：出《卫生宝鉴》卷二。
③ 华严寺：隋唐已降，名华严之寺庙众多。金元时期显名者有二：一者，在今山西大同市城区西南隅，始建于辽，金代重修，为辽金时期的著名佛教寺院；二者，元世祖忽必烈建于上都东北隅的龙光华严寺，因有"上都华严寺碑"流传至今而显名。此处疑为前者，距罗天益、真定史侯居地更近。
④ 尚：《卫生宝鉴》卷二作"上"。
⑤ 至元癸酉：元世祖至元十年（1273）。

形体羸瘦，或咳，或唾红血极多，扶而后起。请予治之，具说前由。诊其脉，浮数七八至，按之无力。予曰：不救矣！

或曰：何谓不救？《内经》曰：血之与汗，异名而同类。夺汗者无血，夺血者无汗。《金匮要略》云：肺痿之病，从何而得之。师曰：或从汗出，又被快药下利，重亡津液，故得之。今肺气已虚，又以辛药泻之，重虚其肺，不死何待。《脏气法时论》曰：肺欲收，急食酸以收之，用酸补之，辛泻之。盖不知《内经》之旨。仲景云：医术浅挟，懵然不知病源为治，乃误发汗吐下之相反，其祸至速。世上之士，但务彼翕习①之荣，而莫见此倾危之败，惟明者居然能护其本，近取诸身，夫何远之有焉。其僧不数日果亡。

下工绝气危生②

丁巳，予从军至开州③。夏月，有千户④高国用谓予曰：父亲年七十有三，于去岁七月间，因⑤内伤饮食，又值霖雨，泻痢暴下数行，医以药止之，不数日又伤又泄⑥，止而复伤，伤而复泄。至十月间，肢体瘦弱，四肢倦怠，

---

① 翕习：盛貌。
② 下工绝气危生：出《卫生宝鉴》卷二。
③ 开州：州治濮阳，即今河南濮阳。
④ 千户：元世袭军职。秩正五品，掌兵千人。
⑤ 因：原作"困"，据《卫生宝鉴》卷二、《续名医类案》卷七改。
⑥ 泄：《卫生宝鉴》卷二、《续名医类案》卷七作"泻"。

饮食减少，腹痛肠鸣，又易①李医治之，处以养脏汤②，治之数日，泻止，后添呕吐。又易以王医，用丁香、藿香、人参、去白橘皮、甘草同为细末，煎生姜数服而呕吐止。延至今正月间，饮食不进，扶而后起。又数日，不见大便。子③问医曰：父亲数日不见大便，何以治之。医曰：老官人年过七旬，气血衰弱，又况泻痢半载，脾胃久虚，津液耗少，以麻仁丸润之可也。众亲商议，一亲知曰：冯村牛山人，见证不疑，有果决，遂请治之。诊其脉，问其病证，曰：此是风结也，以搜风丸④百余丸服之，利下数行而死。子悔恨不已，敢以为问。予曰：未尝亲见，将何以言。高千户退而去。

或者曰：予亲见之，细说其证。予曰：人以水谷为本，今年高老人久泻，胃中津液耗少，又重泻之，神将何依？《灵枢》云：形气不足，病气不足，此阴阳俱不足也，不可泻之。泻之则重不足，重不足则阴阳俱竭，血气皆尽，五脏空虚，筋骨髓枯，老者绝灭，少者不复矣。又曰：上工平气，中工乱脉，下工绝气危生。绝气危生，其牛山人之谓欤。

---

① 易：原作"以"，据《续名医类案》卷七及下文改。
② 养脏汤：疑即《太平惠民和剂局方》纯阳真人养脏汤。
③ 子：原作"予"，据文意改。
④ 搜风丸：即《卫生宝鉴·卷八·治风杂方》载搜风润肠丸。

酸多食之令人癃①

至元己巳上都住，夏月，太保刘仲晦②使引进史柔明③来曰：近一两月，作伴数人，皆有淋疾，是气运使然？是水土耶？予思之：此间别无所患，此疾独公所有之，殆非运气水土使然。继问柔明：近来公多食甚物？曰：宣使④赐木瓜百余对，遂多蜜煎之，每客至以此待食，日三五次。予曰：淋由此也。《内经》云：酸多食之令人癃。可与太保言之，夺饮则已。一日，太保见予，问曰：酸味致淋，其理安在？予曰：小便主气。《针经》曰：酸入于胃，其气涩以收，上之两焦，弗能出入也，不出则留胃中，胃中和温则下注膀胱之胞，胞薄以懦，得酸则缩绻⑤，约而不通，水道不行，故癃而涩，乃作淋也。又曰：阴之所生，本在五味，阴之五宫⑥，伤在五味。五味口嗜而欲食之，必自裁制，勿使过焉。五味过则皆能伤其正，岂止酸味耶。太保叹曰：凡为人子不可不知医，信哉！

---

① 酸多食之令人癃：出《卫生宝鉴》卷二。
② 太保刘仲晦：刘秉忠，字仲晦。元代前期著名政治家、诗文家。太保，官名，多为加衔赠官，无实职。《元史·刘秉仲传》记其"拜光禄大夫，位太保，参领中书省事"。
③ 引进史柔明：疑脱"使"，当做"引进使史柔明"。史杠，字柔明，号橘斋道人，元代著名画家。引进使，是宋辽金元礼宾官"引进司使"的简称。掌臣僚、蕃国进奉礼物之事。
④ 宣使：元代中书省吏员名，掌传宣命令及给使差遣之事。
⑤ 绻（quǎn 犬）：弯曲。
⑥ 五宫：即五脏。宫，原作"营"，据《素问·生气通天论》改。

冬藏不固①

刑部侍郎王立甫之婿，年二十五岁，至元丁卯十一月间，因劳役忧思烦恼，饮食失节而病。时发躁热，肢体困倦，盗汗湿透其衾，不思饮食，气不足以②息，面色青黄不泽。请予治之，具说前证。诊其脉，浮数而短涩，两寸极小。予告曰：此危证也。治虽粗安，至春必死。当令③亲家知之，夫人不以为然，遂易医。至正月燥热而卒。

异日，立甫同外郎④张介夫来谓予曰：吾婿果如君言，愿闻其理。予曰：此非难知也。《内经》曰：主胜逆，客胜从，天之道也。盖时令为客，人身为主。冬三月，人皆惧寒，独渠燥⑤热盗汗，是令不固其阳，时不胜其热，天地时令尚不能制，药何能为。冬乃闭藏之月，阳气当伏于⑥九泉⑦之下，至春发为雷，动为风，鼓坼万物，此奉生之道也。如冬藏不固，则春生不茂，又有疫疠之灾。且人身阳气亦当伏潜于内，不敢妄扰，无泄皮肤，使气亟夺，此冬藏之应也。令婿汗出于闭藏之月，肾水已涸，至春⑧何以生木，阳气内绝，无所滋荣，不死何待。二君乃叹息而去。

---

① 冬藏不固：出《卫生宝鉴》卷二。
② 以：原作"一"，据《续名医类案》卷十五改。
③ 令：原作"今"，据《卫生宝鉴》卷二改。
④ 外郎：宋元时衙门书吏称外郎。
⑤ 燥：《卫生宝鉴》卷二、《续名医类案》卷十五作"躁"。
⑥ 于：原脱，据《卫生宝鉴》卷二、《续名医类案》卷十五补。
⑦ 九泉：极深的地下，此指下焦肝肾。
⑧ 春：原作"阳"，据《卫生宝鉴》卷二、《续名医类案》卷十五改。

主胜客则逆①

古廉韩子玉父，年逾六旬有三，病消渴。至冬，添躁热，须裸袒，以冰水喷胸腋乃快，日食肉面数回，顷时即饥，如此月余，命予治疗。诊得脉沉细而疾，予以死决之。子玉及弟泣跪予前曰：病固危笃，君尽心救治，则死而无悔。予答曰：夫消之为病，其名不一，曰食亦②，曰消中，曰宣疾③，此膏粱之所致也。阳明化燥火，津液不能停，自汗小便数，故饮一溲二。胃热则消谷善饥，能食而瘦。王叔和云：多食亦饥，虚是也。此病仲景所谓春夏剧，秋冬差，时制故也。令尊今当差之时反剧，乃肾水干涸不能制其心火，而独旺于不胜之时。经曰：当所胜之时而不能制，名曰真强，乃孤阳绝阴者也。且人之身为主，天令为客，此天令大寒，尚不能制其热，何药能及。《内经》曰：主胜逆，客胜从，正以此也。设从君治疗，徒劳而已，固辞而归。遂易医与灸，不数日而卒。其后子玉感予之诚，相好愈厚。

用药无据反为气贼④

北京按察书吏李仲宽，年逾五旬，至元己巳春，患风证，半身不遂，四肢麻痹，言语蹇涩，精神昏愦。一友处

---

① 主胜客则逆：出《卫生宝鉴》卷二。
② 食亦：古病名。《素问·气厥论》："大肠移热于胃，善食而瘦入，谓之食亦；胃移热于胆，亦曰食亦。"
③ 宣疾：消渴。《外台秘要·卷第十一》："消渴者，宣疾也。"
④ 用药无据反为气贼：出《卫生宝鉴》卷二。

一法，用大黄半斤，黑豆三升，水一斗，同煎豆熟，去大黄，新汲水淘净黑豆，每日服二三合，则风热自去。服之过半，又一友云：通圣散、四物汤、黄连解毒汤相合服之，其效尤速。服月余，精神愈困，遂还真定，归家养病。亲旧献方无数，不能悉录。又增喑哑不能言，气冷手足寒。命予诊视，细询前由，尽得其说。予诊①之，六脉如蛛丝细。予谓之曰：夫病有表里虚实寒热不等，药有君臣佐使大小奇偶之制。君所服药无考凭，故病愈甚，今为不救，君自取耳。未几而死。

有曹通甫外郎妻萧氏，六旬有余，孤寒无依，春月忽患风痰②。半身不遂，语言謇涩，精神昏愦，口眼㖞斜，与李仲宽证同。予③刺十二经井穴，接其经络不通，又灸肩井、曲池，详病时月④，处药服之，减半。予曰：不须服药，病将自愈。明年春，张子敬郎中家见行步如故。予叹曰：夫人病全得不乱服药之力。由此论李仲宽乱服药，终身不救。萧氏贫困，恬淡自如获安。

《内经》云：用药无据，反为气贼。圣人戒之。一日，姚雪斋⑤举许先生之言曰：富贵人有二事反不如贫贱人，有过恶不能匡救，有病不能医疗。噫！其李氏之谓欤。

---

① 诊：原作"证"，据《卫生宝鉴》卷二、《续名医类案》卷二改。
② 痰：《卫生宝鉴》卷二、《续名医类案》卷二作"疾"。
③ 予：原作"手"，据《卫生宝鉴》卷二、《续名医类案》卷二改。
④ 月：原作"有"，据《卫生宝鉴》卷二、《续名医类案》卷二改。
⑤ 姚雪斋：姚枢，字公茂，号雪斋、敬斋。元初政治家、理学家。

主不明则十二官危①

　　癸丑春，藁城令张君，年三十有余，身体丰肥，精神康健，饮食倍于常人。太医王彦宝曰：君肥盛如此，若不预服凉药，恐生热疾。张君从之，遂服三一承气汤②二两，下利三十余行。异日，觉阴阴腹痛，且不欲食，食而无味，心下痞满，精神困倦，次添胸膈闭塞，时作如刀劙之痛，稍多食则醋③心腹胀，不能消化，以此告予。予曰：昔君康强④，饮啖如常，血气周流，循其天度，十二脏之相使，各守所司，神气冲和，身体太平。君自戕贼，冲气败乱而致病如此，虽悔何及。遂⑤以四君子汤甘温之剂，补脾安胃，加人参、黄芪、升麻，升阳补气，戒以慎起⑥居，节饮食，服之月余，胸中快利而痛止。病气虽去，终不复旧矣，未几五旬，中风⑦而死。

　　《灵兰秘典》云：主不明则十二官危，形乃大伤，以此养生则殃，以为天下者，其宗大危，戒之戒之。启玄子云：心不明，邪正一，邪正一，则损益不分，损益不分，则动之凶咎⑧，陷身于羸瘠矣，故形乃大伤。夫主不明，则委于左

---

①　主不明则十二官危：出《卫生宝鉴》卷三。
②　三一承气汤：出刘完素《黄帝素问宣明论方》。
③　醋：原作"酷"，据《卫生宝鉴》卷三改。
④　强：《卫生宝鉴》卷三作"健"。
⑤　遂：《卫生宝鉴》卷三此前有"予"字。
⑥　起：原脱，据《卫生宝鉴》卷三补。
⑦　风：原作"气"，据《卫生宝鉴》卷三改。
⑧　凶咎：灾殃。

右，委于左右，则权势妄行，权势妄行，则吏不奉法，吏不奉法，则人民失所，而皆受枉曲矣。且民惟邦本，本固邦宁，本不获安，国将何有，宗庙之主，安得不至于倾危乎？故曰戒之戒之！张君安危不察，损益不分，妄加治疗，以召其祸，可痛也哉！此既往不可咎，后之人当以此为明鉴。

时气传染①

总帅相公，年近七旬，戊午秋南征过扬州，俘虏万余口，内选美色室女近笄②年者四，置于左右。予因曰：总帅领十万余众深入敌境，非细务也。况年高气弱，凡事宜慎。且新房之人，惊忧气蓄于内，加以饮食不节，多致疾病，近之则邪气相传③，其害为大。总帅笑而不答，其副帅时亦在坐。异日，召予曰：我自十三岁从征回鹘④，此事饱经，汝之言深可信矣。至腊月中班师，值大雪三日，新房人不禁冻馁，皆病头痛、咳嗽、腹痛、自利，多致死亡者。逮春正月至汴，随路多以礼物来贺，相公因痛饮数次，遂病，脉得沉细而弦，三四动而一止。其证头疼、咳嗽、自利、腹痛，与新房人病无异，其脉短涩，其气已衰，病已剧矣，三日而卒。邪气害人，其祸如此。

《内经》云：乘年之虚，遇月之空，失时之和，因而

---

① 时气传染：出《卫生宝鉴》卷三。
② 笄（jī 几）：特指古代女子十五岁可以盘发插笄的年龄，即成年。
③ 传：原作"抟"，据文意改。
④ 回鹘（hú 壶）：中国古代北方及西北民族。原称回纥，唐德宗时改称回鹘。即今维吾尔族。

感邪，其气至骨。又曰：避邪如避矢石①。钱仲阳亦曰：粪履不可近襁褓，婴儿多生天吊惊风②。亦犹正气尚弱，不能胜邪故也。由是观之，圣贤之言，信不诬矣。

戒妄下③

真定钞库官李提举④，年逾四旬，体干魁梧，肌肉丰盛，其僚友⑤师君告之曰：肥人多风证，君今如此，恐后致中风，搜风丸其药推陈致新化痰，宜服之。李从其言，遂合一料，每日服之，至夜下五行。如是半月，觉气促而短⑥。至一月余，添怠惰嗜卧，便白脓，小便不禁，足至膝冷，腰背沉痛，饮食无味，仍不欲食，心胸痞满，时有躁热，健忘，恍惚不安。凡二易医皆无效，因陈其由，请予治之。予曰：孙真人云，药势有所偏助，令人脏气不平。药本攻疾，无病不可饵。平人谷入于胃，脉道乃行，水入于经，其血乃成。水去则荣散，谷消则卫亡，荣散卫亡，神无所依。君本身体康强，五常安泰，妄以小毒之剂，日行⑦数行，初服一日，且推陈下行，深⑧积已去，又何推焉。今饮食不为肌肤，水谷不能运化精微，灌溉五脏六腑，周身百脉，神将何依。故气短而促者，

---

① 矢石：箭与石，作战的武器。
② 天吊惊风：病证名，又名慢惊风。
③ 戒妄下：出《卫生宝鉴》卷三。与《卫生宝鉴》卷一《无病服药辨》篇中所记"镇人李润之"案为同一案例。
④ 提举：官名。此处当为"宝钞提举"。李提举，即李润之。
⑤ 僚友：指同在一起做官的人。
⑥ 气促而短：《卫生宝鉴》卷三作"气短而促"。
⑦ 行：《卫生宝鉴》卷三作"下"。
⑧ 深：《卫生宝鉴》卷三作"陈"。

真气损也；怠惰嗜卧者，脾气衰也；小便不禁者，膀胱不藏也；便下脓血者，胃气下脱也；足胻寒而逆者，阳气微也；时有躁热、心下虚痞者，胃气不能上荣也；恍惚健忘者，神明乱也。《金匮要略》云：不当下而强下之，令人开肠洞泄便溺不禁而死。前证所生非天也，君自取之，治虽粗安，促君命期矣。李闻之，惊恐，汗浃于背。起谓予曰：妄下之过，悔将何及，虽然，君当尽心救其失。予以谓病势过半，命将难痊，固辞而退。至秋，疾甚作，以①夺命散②下之，躁热喘满而死。《内经》曰：诛罚无过，是谓大惑。如李君者，盖《内经》所谓大惑之人也。卫生③君子，可不戒哉。

轻易服药戒④

何秀才一女子病，其父谓予曰：年十三时，五月间，因伤冷粉，腹中作痛，遂于市药铺中赎得神芎丸⑤服之，脐腹渐加冷痛，时发时止，今逾七八年不已，何也？答曰：古人云，寒者热之，治寒以热，良医不能废其绳墨而更其道也。据所伤之物，寒也；所攻之药，亦寒也。重寒伤胃，其为冷痛，岂难知哉。凡人之脾胃，喜温而恶冷。况女子幼小，血气尚弱，不任其寒，故阳气潜伏，寒毒留连，久而不除也。治病⑥必先求其本，当用温中养气之药，

① 以：《卫生宝鉴》卷三此前有"医"字。
② 夺命散：出《杨氏极济方》，载《卫生宝鉴》卷十九。
③ 卫生：养生。
④ 轻易服药戒：出《卫生宝鉴》卷三。
⑤ 神芎丸：出刘完素《黄帝素问宣明论方》。
⑥ 病：原作"本"，据《卫生宝鉴》卷三、《名医类案》卷十二改。

卷下
一〇九

以救前失，服之月余方愈。

呜呼！康子馈药，孔子拜而受之，以未达不敢尝①，此保生之重者也。奈何常人命医拱默②而令切脉，以谓能知病否。且脉者，人之血气附行于经络之间，热胜则脉疾，寒胜则脉迟，实则有力，虚则无力，至于所伤何物，岂能别其形象乎。医者不可不审其病源，而主家不可不说其病源，如何氏③女子不以病源告医，而求药于市铺，发药者亦不审其病源，而以药付之，以致七八年之病，皆昧此理也。孙真人云：未诊先问，最为有准。东坡云：只图愈疾，不图困医。二④公之语，其有功于世大矣。

妄投药戒⑤

高郎中家好收方书，及得效药方，家人有病，自为处治，亦曾有效。中统庚申五月间，弟妇产未满月，食冷饭⑥、苦苣⑦及新李数枚，渐觉腹中痛。太夫人以自合槟榔丸七十丸服之，至夜痛尤甚，恐药力未达，又进五十丸，须臾⑧间大吐且泻，其痛增极，肢体渐冷，口鼻气亦冷，急求医疗，未至而卒。

---

① 康子馈药……不敢尝：典出《论语·乡党》。达，通晓。
② 拱默：拱手缄默不言。
③ 氏：原作"是"，据《卫生宝鉴》卷三改。
④ 二：原作"云"。据《卫生宝鉴》卷三改。
⑤ 妄投药戒：出《卫生宝鉴》卷三。
⑥ 饭：《卫生宝鉴》卷三作"酪"。
⑦ 苦苣：原作"苦豆"。据《卫生宝鉴》卷三改。
⑧ 臾：原作"奜（sǒu）"，同"叟"，据《卫生宝鉴》卷三改。

后太夫人见予诉其由，曰：天命耶，药之过耶，君试裁之。予曰：非难治也。凡医治病，虚则补之，实则泻之，此定法也。人以血气为本，今新产血气皆损，胃气虚弱，不能腐熟生硬物，故满而痛也。复以寒剂攻之，又况夏月阴气在内，重寒相合，大气①入腹，使阴盛阳绝，其死何疑。《难经》曰：实实虚虚，损不足而益有余，如此死者，医杀之耳，非天命也。太夫人然其言。噫！《曲礼》②谓医不三世，不服其药，其慎如此。彼祸已往而不足咎，后之用药者，当以此为戒之。

福医治病③

丙辰秋，楚丘县贾君次子二十七岁，病四肢困倦，躁热自汗，气短，饮食减少，咳嗽痰涎，胸膈不利，大便秘，形容羸削，一岁间，更数医不愈。或曰：明医不如福医。某处某医，虽不精方书，不明脉候，看证极多，治无不效，人④目之曰福医。谚云：饶你读得王叔和，不如我见过病证多，颇有可⑤，试命治之。医至，诊其脉曰：此病予饱谙⑥矣，治之必效。于肺腧各灸三七壮，以蠲饮枳实丸⑦消痰导滞，不数服，大便溏泄无度，加腹痛，食不进，愈添困笃。

---

①　大气：《卫生宝鉴》卷三作"是冷气"三字。
②　曲礼：指《礼记·曲礼》。
③　福医治病：出《卫生宝鉴》卷三。
④　人：《卫生宝鉴》卷三同，《续名医类案》卷十一作"因"。
⑤　可：《卫生宝鉴》卷三作"可信"。
⑥　饱谙：熟知。
⑦　蠲饮枳实丸：出自杨倓《杨氏家藏方》。

其子谓父曰：病久瘦弱，不任其药，病剧遂卒。冬予从军回，其父以告予。予曰：思《内经》曰：形气不足，病气不足，此阴阳俱不足，泻之则重不足，此阴阳俱竭，血气皆尽，五脏空虚，筋骨髓枯，老者绝灭，壮者不复矣，故曰不足补之，此其理也。令嗣久病羸瘦，乃形不足；气短促，乃气不足；病潮作，时嗜卧，四肢困倦，懒言语，乃气血皆不足也，补之惟恐不及，反以小毒之剂泻之，虚之愈虚，损之又损，不死何待。贾君叹息而去。

予感其事，略陈其理。夫高医愈疾，先审岁时太过、不及之运，察人之血食、布衣①、勇怯之殊，病有虚实、浅深、在经在脏之别，药有君臣佐使大小奇偶之制，治有缓急因②用引用返正之则。孙真人云：凡为③太医，必须谙《甲乙》、《素问》、《黄帝针经》、《明堂流注》、十二经、三部九候、五脏六腑、表里孔穴、本草、药对、仲景、叔和诸部经方，又须妙解五行阴阳，精熟《周易》，如此者可为④太医。不尔，则无目夜游，动致颠损。正五音者，必取师旷⑤之律吕⑥，而后五音得以正。为方员⑦

---

① 血食布衣：《卫生宝鉴》卷三作"饮食、服衣"四字。
② 因：原脱，据《卫生宝鉴》卷三补。
③ 为：原脱，据《卫生宝鉴》卷三补。
④ 如此者可为：《卫生宝鉴》卷三作"如此方可谓"五字。
⑤ 师旷：字子野，春秋后期晋国宫廷音乐师。"师"是周代音乐机构中乐官的职称。
⑥ 律吕：古代校正乐律的器具。
⑦ 方员：即"方圆"。

者，必取公输①之规矩，而后方员得以成。五音方员，特末技耳，尚取精于其事者。况医者人之司命，列于四科，非五音②方员之比，不精于医，不通于脉，不观诸经本草，赖以命通运达而号为福医，病家遂委命于庸人之手，岂不痛哉。噫！医者之福，福于渠者也。渠之福，安能消病者之患乎？世人不明此理，而委命于福医，至于伤生丧命，终不能悟，此惑之甚者也，悲夫。

妄服药饵③

僧阁仲章，服火炼丹砂二粒，项出小疮，肿痛不任，牙痒不能嚼物，服凉膈散半斤，始缓。以④饮酒辄发，药以寒凉之剂则缓，终身不愈。

疮肿方⑤

丙午⑥岁，予居藁城，人多患疔疮。县尹⑦董公⑧谓予曰：今岁患疔疮者极多，贫民无力医治，近于史侯⑨处得数方，用之无不效者，官给药钱，君当舍手医之。遂诺其

---

① 公输：春秋时鲁国巧匠，姓公输，名盘，传说中木工的"祖师"鲁班。

② 音：原作"行"，据《卫生宝鉴》卷三、《续名医类案》卷十一改。

③ 妄服药饵：出《卫生宝鉴》卷一。

④ 以：《卫生宝鉴》卷一作"后"。

⑤ 疮肿：见《卫生宝鉴》卷十三。

⑥ 丙午：蒙古定宗元年（1246）。

⑦ 县尹：元朝每县置达鲁花赤一人，以蒙古人任之；置县尹一人，以汉人任之，同理县事。

⑧ 董公：即董文炳，曾任藁城令。官至金书枢密院事、中书左丞。

⑨ 史侯：史天泽。

请。董公榜示通衢①，有患疔疮者，来城中罗谦甫处取药，如此一年余，全活者甚众。保生梃子②、千金托里散、神圣膏、破棺丹，凡四方。至元戊寅岁，董公拜中书丞相兼枢密院事③。

保生梃子，治疔疮、背疽、瘰疬，一切恶疮。方：

金脚信④　雄黄　硇砂各二钱　麝香一钱　轻粉三钱

巴豆四十九粒，文武火研炒

上为⑤细末，用黄蜡五钱溶开，将药和成梃子，冷水浸少时取出，旋丸捏成饼子⑥，如钱眼大。将疮头拨⑦开，安一饼子，次用神圣膏药贴，后服托里散。若疮气入腹危者，服破棺丹。

神圣膏⑧药，治一切恶疮。方：

当归　藁本各半两　没药二钱　黄丹⑨　黄蜡⑩各二两

白胶香三两　乳香二钱　琥珀二钱半　白芨二钱半　胆矾

粉霜各一钱　清油一斤　木鳖子五十个　巴豆十五粒，去皮

槐枝　柳枝各一百二十条

①　衢：道路。
②　保生梃子：本方出自《儒门事亲》卷十五，作"保生锭子"，与底本方药组成相同，药量稍有差异。
③　枢密院事：中央军事机关的长官。枢密院，"掌天下兵甲机密之务"。
④　金脚信：指出产于信州的色白有黄晕的砒石。
⑤　为：《卫生宝鉴》卷十三此后有"极"字。
⑥　子：原作"了"，据《卫生宝鉴》卷十三改。
⑦　拨：原作"发"，据《卫生宝鉴》卷十三改。
⑧　神圣膏：出自《儒门事亲》卷十五。药物组成相同，药量有差异。
⑨　黄丹：即铅丹。
⑩　黄蜡：即蜜蜡。

上件一处，先将槐柳枝下油内熬煎，取出不用。后下余药，熬至药①焦，亦取出不用。将油滤清，下蜡丹②再熬成膏，用绯帛摊之贴，立有神效。

千金托里散③，治疗疮、发背，一切恶肿。方：

官桂　人参　甘草　川芎　香白芷　芍药各一两④　木香　没药各三钱　乳香二钱　当归半两　连翘一两二钱　黄芪一两半　防风　桔梗　厚朴各二两

上为末，每服三钱，酒一大盏，煎二三沸，和滓温服，无时。

破棺丹，治疮肿一切风热。方：

大黄二两，半生半熟　芒硝　甘草各一两

上为末，炼蜜丸如桐子大。每服⑤半丸，食后，茶清、温酒任化下。童便半盏研化服亦得，忌冷水。

附二仙散，治疗肿恶疮，太医院李管勾传。方：

白矾生用　黄丹各等分。一方加雄黄少许，更捷

上各另研，临用时各抄少许和匀。三棱针刺疮见血，待血尽，上药，膏药盖之，不过三易，决愈。

---

① 药：《儒门事亲》卷十五作"极"。

② 蜡丹：《卫生宝鉴》卷十三、《续名医类案》卷三十四作"黄丹"。

③ 千金托里散：出自《儒门事亲》卷十五。药物组成相同，药量有差异。

④ 两：原作"钱"，据《儒门事亲》卷十五、《卫生宝鉴》卷十三改。

⑤ 服：原脱，据《卫生宝鉴》卷十三补。

瘰疬方①

　　曲阳县②慈顺里刘禅师，善治疮疡瘰疬，其效便捷。壬子岁孟春。诏到六盘山，回爪忽都地面住冬。朝夕相从，传得四方，一太乙膏、二玉烛散、三克效散、四翠玉膏，用之每有神效。甲寅仲秋，王师还，遣使送禅师回乡里，赐院门额曰慈济禅院。

　　太乙膏，治疬子疮，神效。方：

　　脑子③一钱，研　轻粉　乳香各三④钱，研　麝香三钱，研　没药四钱，研　黄丹五两

　　上用清油一斤，先下黄丹熬，用柳枝搅。又用憨儿葱七枝，先下一枝熬焦。再下一枝，葱尽为度。下火不住手搅，觑冷热得所，入脑子等药搅匀，磁器盛之。用时旋摊。

　　克效散，治疬子疮。方：

　　官桂　硇砂各五分　赤小豆一钱⑤　粳米四十九粒　斑猫⑥四十九个，不去翅足

　　上为末，初服一字⑦，次服二字，次服三字，次服四字，煎樟柳根汤送下，空心服。小便淋沥为效。如恶心呕

---

①　瘰疬方：出《卫生宝鉴》卷十三。
②　曲阳县：今河北保定地区。
③　脑子：龙脑。
④　三：《卫生宝鉴》卷十三作"二"。
⑤　一钱：《卫生宝鉴》卷十三作"四十九粒"四字。
⑥　斑猫：斑蝥。
⑦　一字：占圆形带孔铜钱一个字的粉剂数量，即一钱的四分之一。

吐黄水，无妨。瘰疬日日自消矣。

玉烛散，治瘰疬，和血通经，服之自消。日进一服，七八日取效。方：

当归　芍药　川芎　甘草　芒硝　熟地黄　大黄　黄芩各等分

上为末，每服三钱，水一盏，生姜三片，煎至七分，去滓。温服。

翠玉膏，治臁疮。方：

沥青①一两　黄蜡　铜绿各二钱　没药一钱，研　香油

上先研铜绿为末，入油调匀。又将黄蜡、沥青火内溶开，次下油，调铜绿搅匀，将没药放②入搅匀，河水一碗，将药倾内，用手扯拔匀，油纸裹。观疮大小块，口嚼捻成饼子，贴于疮上。纸封，三日一易之。

附：黄连消毒汤，治膏粱之变，发背脑疮，始觉者，能消之。方：

黄连　黄芩　黄柏　藁本　当归　桔梗各五分　生地黄　知母　防己③　羌活　独活　防风　连翘各四分　人参　黄芪　泽泻　甘草　苏木各三分　陈皮二分

上㕮咀，作一服。用水三盏，煎至一盏半，去滓。食后温服。

---

① 沥青：松香之异名。
② 放：《卫生宝鉴》卷十三作"旋"。
③ 防己：《卫生宝鉴》卷十三此后有"五分"。

疣瘤疥癣皴揭方①

癸丑岁承应，冬住于爪忽都，有太医大使②颜飞卿③传四方，用之尝效，故录之。

一，金井散④，枯瘤疬有大神效。方：

土黄三钱　硇砂　雄黄各二钱，另研　粉霜　轻粉各一钱
乳香　没药各五分

上为末，假令瘤如胡桃大，用没药⑤少许⑥，用津唾调如稀面糊得所，摊于瘤顶上，如小钱大，唾湿纸花两重，盖之，后用黄龙膏盖之，间日一度上药，次添药彻⑦的周回，大如韭叶。如此上之，无徒⑧渐渐坏之，后根摇自然有裂⑨釁⑩，随后自然下来。

黄龙膏方，黄柏不以多少为末，津唾调，摊纸上贴之⑪。

---

① 疣瘤疥癣皴揭方：出《卫生宝鉴》卷十三。
② 太医大使：官名。窝阔台在位四年（1232），"虑人有札瘥夭死也，罗天下医，置太医大使，佩金符"。（《至正集·大都三皇庙碑》）。
③ 颜飞卿：颜天翼，字飞卿，蒙元医家，蒙古宪宗元年（1251）任太医大使。
④ 金井散：《卫生宝鉴》卷十三作"井金散"三字。
⑤ 没药：《卫生宝鉴》卷十三作"药末"。
⑥ 少许：《卫生宝鉴》卷十三此后有"半钱"。
⑦ 彻：原作"胤"，《珍本》本润作"徹"，据《卫生宝鉴》卷十三改。
⑧ 徒：《珍本》本润作"復"，《卫生宝鉴》卷十三作"度"。
⑨ 裂：原作"製"，据《卫生宝鉴》卷十三改。
⑩ 釁（xìn信）：裂缝。
⑪ 黄龙膏……贴之：《卫生宝鉴》卷十三作"黄龙膏方，凉肌退肿。黄柏、黄芩、大黄各等分。上为末，唾调，摊在纸上"。

生肌龙骨散①方：

诃子皮　龙骨　高茶②等分

上为末，干掺上。

做土黄法：

砒黄③二两，研　木鳖子去壳　巴豆不去油，各半两　硇砂二钱，研

上件砒黄一处为末，后用木鳖子同石脑油和成一块，油纸裹，埋于坑④内四十九日，取出，收于瓷器内盛，劈作小块。

药　戒⑤

客有病痞者，积于其中，伏而不得下，自外至者捍⑥而不得纳，从医而问之。曰：非下之不可。归而饮其药，既饮而暴下。不终日而向之伏者散而无余，向之捍者柔而不支，焦膈导达，呼吸开利，快然，若未始有疾者。不数日痞复作，投以故⑦药，其快然也亦如初。自是不逾月，而痞五作而五下，每下辄愈。然客之气，一语而三歇⑧，

①　生肌龙骨散：《卫生宝鉴》卷十三作"生肌青龙膏"。

②　高茶：待考。

③　砒黄：砒石。

④　坑：原作"阮"，据《卫生宝鉴》卷十三、《本草纲目》卷十改。

⑤　药戒：出《卫生宝鉴》卷十三。为罗天益引用北宋张耒文章，略有改动。

⑥　捍：原作"择"，据《卫生宝鉴》卷十三改。

⑦　故：原脱，据《卫生宝鉴》卷十三补。

⑧　歇：《卫生宝鉴》卷十三作"引"。

体不劳而汗，股①不步而栗，肤革无所耗于前，而其中苶然②莫知其所来。嗟夫！心痞非下不可已，予从而下之，术未爽也，薾③然独何如？闻楚之南有良医焉，往而问之，医叹曰：子无怪是薾然者也，凡子之术固而是薾然也。坐，吾语汝。且天下之理，有甚快于吾心者，其末必有伤。求无伤于终者，则初无望其快于吾心。夫阴伏而阳蓄，气与血不运而为痞，横乎子之胸中者，其累④大矣。击而去之，不须臾而除甚大之累，和平之物，不能为也，必将击搏振挠⑤而后可。夫人之和气，冲然而甚微，汨⑥乎其易危，击搏⑦震挠之功未成，而子之和盖已病矣。由是观之，则子之痞凡一快者，子之和一伤矣。不终月而快者五，子之和平之气，不既索乎？故体不劳而汗，股不步而栗，薾然如不可终日也。且将去子之痞而无害于和也，子⑧归燕居三月，而后与之药可为也。客归三月，斋戒而复请之。医曰：子之气少复矣。取药而投之曰：服之三月而疾少革⑨，又三月而少康，终年而复常，且饮药不得亟

---

① 股：原作"服"，据《卫生宝鉴》卷十三改。下同。
② 苶（niè 聂）然：疲倦的样子。"苶"原作"柔"，据《张右史文集》卷四十八改。
③ 薾（ěr 耳）：疲倦。
④ 累：原作"得"，据《卫生宝鉴》卷十三和下文"不须臾而除甚大之累"改。
⑤ 挠：原作"扰"，据《卫生宝鉴》卷十三改。
⑥ 汨：原作"泪"，据《卫生宝鉴》卷十三改。汨，扰乱。
⑦ 搏：原作"将"，据前文和《卫生宝鉴》卷十三改。
⑧ 子：原作"不"，据《卫生宝鉴》卷十三改。
⑨ 革：除去。《卫生宝鉴》卷十三作"平"。

进。客归而行其说，然其初使人懑而恨①，然而迟之②，盖三投药而三反之也，然日不见其所攻之效。久较则月异而时不同，盖终岁而疾平。客谓③医，再拜而谢之，坐而问④其故。医曰：是医国之说也，岂特医之于疾哉。子独不见秦之治民乎？悍而不听令⑤，堕而不勤事，放而不畏法，令之不听，治之不变，则秦之民尝痞矣。商君见其痞也，厉以刑法，威而斩伐，悍厉猛鸷⑥，不贷毫发，铲⑦而力锄之，于是乎秦之政如建瓴，流通四达，无敢或拒，而秦之痞尝一快矣。自孝公以⑧至二世也，凡几痞而几快矣。顽者已圮，强者已柔，而秦之民无欢心矣。《史⑨商公传》：孝公用卫鞅欲变法，善⑩。卒定变法之令，令民为什伍而相守，司远望⑪坐，不告奸者与靳瞥政同煮凭奸者与降，同罚⑫。故猛政一快者，欢心一亡⑬，积快而不

卷
下

一
二
一

---

① 而恨：《卫生宝鉴》卷十三无此二字。

② 之：原作"人"，据《卫生宝鉴》卷十三改。

③ 谓：《卫生宝鉴》卷十三作"谒"，义胜。

④ 问：原脱，据《卫生宝鉴》卷十三补。

⑤ 悍而不听令：《张右史文集》卷四十八此句前有"勒之以命"四字。

⑥ 鸷（zhì 制）：凶猛、勇猛之意。

⑦ 铲：《卫生宝鉴》卷十三作"痛铲"。

⑧ 以：原作"双"，据《卫生宝鉴》卷十三改。

⑨ 史：原作"支"，据《卫生宝鉴》卷十三改。

⑩ 善：《卫生宝鉴》卷十三"善"前有"孝公曰"三字。

⑪ 远望：《卫生宝鉴》卷十三作"连"。

⑫ 史商公传……同罚：原作小字双行。"不告奸者与靳瞥政同煮凭奸者与降，同罚"，《卫生宝鉴》卷十三作"不告奸者腰斩，告奸者与斩敌首同赏，匿奸者与降敌同罚"。

⑬ 亡：《张右史文集》卷四十八作"已"。

已，而秦之四支枵然①，徒具其物而已。民心日离而君孤立于上，故匹夫大呼，不终日而百疾皆起。秦欲运其手足肩膂，而漠然不我应。故秦之亡②者，是好为快者之过也。昔者先王之民，其初亦尝痞矣。先王岂不知𦝼③然击去之，以为速也，惟其有伤于终也。故不敢求快于我心，优柔而抚存之，教以仁义，导以礼乐，阴解其乱而除④去其滞，旁视而瀒然有之矣⑤。然月计之，岁察之，前岁之俗，非今岁之俗也。不击不抟，无所忤逆，是以日去其戾气而不婴其欢心，于是政成教达，安乐久而无后患矣。是以三代之治，皆更数圣人，历数百年，而后俗成。则予之药终年而愈疾，盖无足怪也。故曰天下之理，有快于吾心者，其末也必有伤，求无伤于其终，则初无望其快吾心。虽然，岂独于治天下哉。客再拜而记其说。

痢疾方⑥

丁巳年八月，从军过邓⑦，时值霖雨，民多痢疾。遂得白术安胃散、圣饼子，于高仲宽处传之，用之多效，故录于此。

---

① 枵（xiāo 肖）然：枉然，白白地。

② 亡：原作"已"，据《张右史文集》卷四十八改。

③ 𦝼（xū 胥）：动作迅速之意。原作"之"，据《卫生宝鉴》卷十三改。

④ 除：《张右史文集》卷四十八作"徐除"。

⑤ 旁视而瀒然有之矣：《张右史文集》卷四十八此句前有"使其悠然自趋于平安而不自知，方其未也"十七字。

⑥ 痢疾方：出《卫生宝鉴》卷十六。

⑦ 邓：邓州，今河南邓县。

白术安胃散，治一切泻痢，无间脓血相杂，里急后重，窘痛，日夜无度，及治小肠气痛，妇人脐下虚冷，并产后儿枕快痛，亦治产后虚弱，寒热不止者。方：

米壳去顶蒂，蜜拌炒，三两　茯苓去皮　车前子　白术各一两　乌梅肉　五味子各半两

上六味为粗末，每服五钱，水二盏，煎至一盏，去滓。空心温服。

圣饼子，治泻痢赤白，脐腹撮痛，久不愈者。方：

定粉①　密陀僧　舶上硫黄各三钱　黄丹二钱　轻粉少许

上为末，入白面四钱匕，滴水丸如指头大，捻成饼子，阴干。食前温浆水磨下，大便黑色为效。

舍时从证②

至元壬午五月二十八日，王伯禄年逾五旬有七，右臂膊肿盛，上至肩，下至手指，色变，皮肤凉，六脉沉细而微，此乃脉证俱寒，予举疡医孙彦和视之，曰：此乃附膏③痛，开发已迟。以燔针启之，脓清稀解。次日肘下再开之，加呃④逆不绝。彦和与丁香柿蒂散⑤两服，稍缓。次日，呃逆尤甚，自利、脐腹冷痛、腹满、饮食减少，时

---

① 定粉：铅粉。
② 舍时从证：出《卫生宝鉴》卷十三。
③ 膏：《卫生宝鉴》卷十三作"骨"。
④ 呃：原作"吃"，据文意改。
⑤ 丁香柿蒂散：见于《卫生宝鉴》卷十二。

发昏愦。于左乳下黑尽处，灸二七壮。又处托里温中汤，用干姜、附子、木香、沉香、茴香、羌活等。㕮咀一两①，欲与服之。或曰：诸痛痒疮②皆属心火。又当感③暑之时，用干姜、附子可乎？予应之曰：理所当然，不得不然，《内经》云：脉细皮寒、泻利前后、饮食不入，此谓五虚。况呃逆者，胃中虚寒故也。诸痛痒疮，皆属心火。是言其定理也，此症内外相反，须当舍时从证也，非大力辛温④之剂急治之，则不愈也。遂投之，诸症悉去，饮食倍进，疮势缊⑤，脓色正。彦和复用五香汤数服，后月余平复。

噫！守常者众人之见，知变者智者之事，知常而不知变，细事而取败者多矣，况医乎哉！守⑥常知变，岂可同日而语乎哉！托里温中汤治疮为寒变而内陷者，脓出清解，皮肤凉，心下痞满，肠鸣切痛，大便微溏，食则呕逆，气短促，呃逆不绝，不得安卧，时发昏愦。方：

沉香　丁香　益智仁　茴香　陈皮各一钱　木香一钱五分　甘草炙，二钱　羌活　干姜炮，各二钱⑦　黑附子炮⑧，四钱

上㕮咀作一服，水三盏，生姜五片，煎至一盏，去滓

---

① 一两：《卫生宝鉴》卷十三作"一两半"三字。
② 痒疮：《珍本》润改作"疮痒"，《卫生宝鉴》作"痒疮疡"三字。下同。
③ 感：《卫生宝鉴》卷十三作"盛"。
④ 大力辛温：《卫生宝鉴》卷十三作"大方辛热"四字。
⑤ 缊：《卫生宝鉴》卷十三作"温"。
⑥ 守：原脱，据《卫生宝鉴》卷十三补。
⑦ 各二钱：《卫生宝鉴》卷十三作"三钱"。
⑧ 炮：《卫生宝鉴》卷十三作"炮，去皮脐"四字。

温服。无时，忌一切冷物。

《内经》曰：寒淫于内，治以辛热，佐以辛温。故以附子、干姜大①热温中，外发阳气自里之表，故以为君。羌活味苦②辛温，透关节，炙甘草温补脾胃，行经络，通血脉，故以为臣。胃寒则呕吐呃逆不下食，故用益智仁、丁香、沉香大辛热，以散寒为佐。疮气内攻气聚而为满，木香、茴香、陈皮苦辛温，治疮③散满为使也。

① 大：《卫生宝鉴》卷十三此后有"辛"。
② 苦：此后原衍"温"字，据《卫生宝鉴》卷十三删。
③ 疮：《卫生宝鉴》卷十三作"痞"。

校注后记

《罗谦甫治验案》，民国裘庆元辑录元代罗天益所著《卫生宝鉴》各卷治验案而成。全书共辑录罗天益临床治验案 61 则、其他医学名家医案等内容 28 则，多为内科杂病医案，间有外科、儿科病医案。

一、作者生平

罗天益，字谦甫，号容斋，元初真定路藁城县（今河北藁城）人。约生于 1219 年以前，卒于 1288 年 9 月以后。关于罗氏的生平，主要介绍以下几点。

（一）郡望里籍

罗天益郡望里籍，有"真定人""镇人""藁城人""廉台人"诸说。

罗天益与师父李杲（字东垣）都是真定人，出自何绍忞《新元史·李杲传》："李杲，字明之，真定人，世以资雄乡里……弟子罗天益，字谦甫，亦真定人，能传其学。"更早的元代砚坚《东垣老人传》亦载李杲郡望为真定："其先世居真定。"

师徒两人又均被认为是镇人。元刘因《内经类编序》："镇人罗谦甫，尝从之学。"《元史·李杲传》："李杲字明之，镇人也，世以资雄乡里。"

按《元史·地理志》："真定路，唐为恒山郡，又改镇州；宋为真定府。"金承宋制，仍为真定府。历代州郡府路之治所皆在真定县（今河北省正定县）。唐代镇州，简称镇，宋元时期，仍以"镇州"或"镇"称真定府或真定路。故"真定"为真定府或路之省称，"镇"为真定府或路之旧称，文献中所谓"真定人""镇人"，其实一也。故罗天益与师父李杲都是真定（路、府）人。

李杲自号"东垣老人"，"东垣"即真定县旧称。按《元和郡县图志》："真定县，本名东垣，属中山国。以河东有垣县，故此加东字"。故陈高华曰："李杲应是真定府真定县人。"

然罗天益并非真定县人，而是藁城县人。按《藁城县志》（明嘉靖十三年）："元罗天益，别号谦甫，藁城人。"

罗天益"廉台人"一说，见元砚坚的《东垣老人传》："廉台罗天益谦甫，性行敦朴，尝恨所业未精，有志于学，君欲传道，斯人其可也。"

廉台，战国时赵国名将廉颇带兵所筑之"廉颇点将台"的省称。其地处数县之交，所隶属县，由于行政区域之置废变迁而屡经变更，县名也是几经改易。

按《藁城县志·邑名》："肥累，春秋时名；高城，北齐名；廉州，隋唐具名；槀平，唐名；永安，元名；廉台，今郡名。"廉台为藁城县之别称。

元代名人碑传中，著籍时常常"廉台""藁城"互见，可知"藁城县"别称"廉台"，在元代已是相当普遍。其中最为著名的是董巨源（参见苏天爵《元故少中大夫江北淮东道提刑按察使董公神道碑》、王恽《碑阴先友记》）。

（二）生卒时间

1. 生年

罗天益的生年无史料可稽。按罗天益"拜师信"中所言："长值危时，遂苟生于方技。然以才非卓荦，性实颛蒙。恐贻□人之讥，常切求师之志。"长，即古人所谓的冠、弱冠，均指20岁成年。

友人周都运向李东垣推荐罗天益时云："性行敦朴，尝恨所业未精，有志于学。"东垣选徒，恐怕不仅要"性行敦朴"，还要有一些医学根基和悟性。虽罗天益自谦"尝恨所业未精"，但罗天益能得到周都运的赏识并敢于向李东垣推荐，说明已有了一定医学基础和临床积累。而罗氏从"长"（20岁）而学医，能达到如此程度，至少需5年以上，故罗天益约在25岁拜师。

据前文，罗天益拜师较可靠的时间应在1238年秋至1244年之间，按25岁拜师推算，罗天益的生年约在1214年秋至1219年之间，下限不能晚于1219年。

2. 卒年

罗天益曾参与元代至元年间朝廷编修《本草》工作。至元二十一年十二月（1285年1、2月间），忽必烈"命翰林承旨撒里蛮、翰林集贤大学士许国祯，集诸路医学教授增修《本草》。"按《韩公麟碑传》："初，世祖以《本草》为未完书，命征天下良医为书补之，公承命往，以罗天益等二十人应诏。"直至至元二十五年（1288）九月"太医院新编《本草》成"。

参与编修《本草》，是罗天益最后见于史籍的记载，自此以后的各种文献中，再没有他活动的记载了。《本草》编修是元中央政府的直接行为，组织了全国知名的二十位医学教授共同完成，如果罗天益卒于编修期间，即1288年9月以前，应有他未完成中央政府指派工作的记载，但文献中无此记载，罗天益很可能参与了全过程。推测罗天益应卒于1288年9月以后。

据前文，罗天益卒于1288年9月之后，上限不能早于1288年9月，下限不可详考，以俟后学。享年至少应在69岁以上。

（三）入朝与随军

宪宗元年（1251）二月东垣逝后，罗天益继承其师遗志，传道医人，服务乡梓，而声名远播，宪宗二年受蒙元政权征召，于宪宗三年春赴召至六盘山，治愈了宫廷侍卫纽邻的疝气病。

宪宗三年冬至宪宗四年冬，随驾屯住爪忽都期间，罗天益值此机会学针于"窦子声先生""针灸科忽教授（忽泰必烈）"，学方于"曲阳县刘禅师（疮疡瘰疬方）""太医大使颜飞卿（疣瘤疥癣皱揭方）"等名家。同时治愈了御厨"马刺"的"过饮湩乳"及"丑厮兀阑"的"狂症"，医名更著。

最迟在宪宗六年，罗天益又再次应召至蒙元南征军中救死扶伤。此后四年均跟从征南的蒙古军，约在中统二年（1261）夏以前，回到藁城休整。

此后罗天益又多次应召赴大都、上都治病。

至元三年五月应召至大都（又称燕京，即今北京，）

治愈了名士许衡的肿症。

至元四年冬末（农历十一月间）又到大都，为丞相史天泽和王立甫之婿治病。至元五年春，于大都分别治愈了参政杨公的"忽病头旋眼黑"证、中书左丞张仲谦的风证、中书右丞姚公茂的头面赤肿痛证。至元五年十月仍在大都，治愈了太尉忠武史公（史天泽）的面瘫。

至元六年夏，扈从至上都①，治愈了"参政商公"的胃虚之证、"佥院董彦诚"的阴证、"太保刘仲晦"的瘰证。

至元二十年（1283），再次奉召至大都治疗"中书右丞合剌合孙"的小便数欠证。此后回真定定居，编撰医书。

至元二十一年十二月至至元二十五年九月，参与太医院奉敕增修新编《本草》工作。

二、成书及刊行

《罗谦甫治验案》，本是裘庆元供自己随手翻阅的《卫生宝鉴》验案部分的手抄本，后将其选入《医药丛书》。1916 年冬《医药丛书》第一集刊行，至 1923 年刊行第四集告结。

《罗谦甫治验案》卷上属《医药丛书》第一集第三种，由绍兴医药学报社刊行于 1916 年冬；《罗谦甫治验案》卷下属《医药丛书》第二集第四种，由绍兴医药学

① 上都：开平，元朝的夏都。

报社刊行于 1918 年冬。

按裘庆元《罗谦甫治验案》序："罗谦甫先生……诊病用药，无不本于经旨，所有验案，皆在《卫生宝鉴》一书。如《名医类案》中所选者，亦多出其中。惜东鳞西爪，未获全编，而《卫生宝鉴》原书，版又毁失，将使一代名言，终归湮没。予素藏有全书抄本，乃时以精华惟在验案，故另录副册。前年归里，原本存于沈寓，为某大僚久假不归，睹此一册，更自宝贵。近以医药丛书之刻，不敢自秘，编次二卷，公诸同道，名之曰《罗谦甫治验案》。虽非先生原书全豹，然留此庐山半面，庶亦聊胜于无。"

今国内各图书馆著录《罗谦甫治验案》，或按《医药丛书》做丛书著录，上卷属《医药丛书》第一集，下卷属《医药丛书》第二集；或按单行本著录，将上下卷合为一帙。

三、《罗谦甫治验案》之内容考证与医学思想

（一）《罗谦甫治验案》内容考证

1. 《罗谦甫治验案》第 15、16 案，存《卫生宝鉴》原貌，可证通行本之脱

《罗谦甫治验案》卷上第 15 案为"面热治验并方"，用方调胃承气汤和升麻加黄连汤；第 16 案为"面寒治验"，用方附子理中丸和升麻汤加附子。《名医类案》卷七内容与《治验案》相同。而人民卫生出版社《卫生宝鉴》中仅有"面热治验并方"，无"面寒治验"案，所用升麻加黄连汤，方药组成却和《罗谦甫治验案》中"面

罗谦甫治验案

一三二

寒治验"的升麻汤加附子相同。

疑《卫生宝鉴》脱简半页220余字，致"治面热"之"升麻加黄连汤方"药味尽脱，又脱"面寒治验"、所用"附子理中丸"全方及"升麻汤加附子"方名，使"治面热"之"升麻加黄连汤方"方名与"治面寒"之"升麻汤加附子方"药味，混搭成为一方，然方名与药味已大不相符。

2. 转录名家医案，但未注出处

此书虽名《罗谦甫治验案》，但所录并非全是罗天益医案，羼杂有一些其他医学名家的医案，对其出处又未做任何说明，若误作罗天益医案，对相关研究恐有影响。故略考如下：

（1）转录李东垣医案

卷上第13案"疬风刺法并治验"经和《东垣先生试效方》卷九"杂方门"中的段库"脉风成厉"案比勘，实为一案。卷上第19案"生津甘露饮子"，是罗天益记述李东垣师的医案经验，非罗氏医案。

（2）转录许叔微医案

卷上第10案"风邪入肝"出自《卫生宝鉴》卷八，第38案"生地黄丸"、第39案"热入血室证治并方"出自《卫生宝鉴》卷十八。《卫生宝鉴》皆注明"许学士治"等字样，而《治验案》仅在"生地黄丸"案后记有"一书作许学士治案"数字，余均未标注。

（3）转录张耒文章

卷下倒数第3案"药戒"，首见北宋诗人张耒的《张右史文集》第四十八卷。此处将患者"张子"改作"客"，其他文字偶有改动、亦有误抄，未标明出处。

3. 征引他医医案

《罗谦甫治验案》明确征引他医医案分为两种情况，一是他医医案确有长处，罗天益甚为赞叹，故录之；二是他医误治医案（多为危亡者），具有代表性，罗天益录之，代为分析过失，指导纠错，以防后人再犯"虚虚实实"之误。

（1）征引他医成功验案

卷上第42案"痞积治验"，是和罗天益同时代的太医刘仲安的医案，他以沉香海金砂丸和塌气丸互换治疗小儿痞积，"未及百日良愈"。卷上第45案以"蝉花散"治疗外伤出蛆案，为罗天益转载化饭道人的医案。

以上两案皆非罗天益医案，《罗谦甫治验案》摘录时未作审查，只是照抄《卫生宝鉴》而已。

（2）征引他医误治医案

共有11例，皆位于卷下。

其中4则是病亡之后，罗天益通过引述病家之言，分析本案之失。分别是第12案"方成弗约之失"、第17案"下工绝气危生"、第26案"妄投药戒"、第27案"福医治病"。

其中7则是他医误治致危之时，始请罗氏治之，罗氏认为时机已失，回天乏力，复经他医再误而亡。包括第10案"汗多亡阳"、第11案"下多亡阴"、第16案"肺痿辨"、第19案"冬藏不固"、第20案"主胜客则逆"、第

21 案"用药无据反为气贼"、第 24 案"戒妄下"。

《罗谦甫治验案》中尚有两案因误治而终身不愈——卷下第 28 案"妄服药饵",卷下第 8 案"泻火伤胃"。在于告诫病人不可轻信他人胡乱服药。

此上共计 13 则,罗天益通过征引他医医案、分析误案之失,来论述自己多年来的医疗经验。虽非罗氏病案,也可看作他的医学心得。

4. 误将两案混为一案

《治验案》误将"小便数欠"案混于"淋痛治验"案后,按《卫生宝鉴》卷十七此为两个独立的验案。本次整理据《卫生宝鉴》将其各自独立。

5. 本书以"治验案"为名,但所录并非全为医案

据上,全书上卷 54 则附 1 则,下卷 34 则,其中有 7 则是当时其他名医的治验方,仅有方而无案。

卷上:

腹中积聚方,真定路惠民司令张君传之;

结阴丹等方,诸路医学提举忽吉甫传之;

附方:椿皮散,得之于李舜卿教授;

定风散,申显卿传之。

卷下:

瘰疬方,曲阳县慈顺里刘禅师传之;

痢疾方,高仲宽传之;

疣瘤疥癣皴揭方,太医大使颜飞卿传之。

故《罗谦甫治验案》全书 89 则,有 61 则是真正意义上的罗天益医案,其他则是罗天益在其著作中征引的其他

名医的验案、验方，虽非罗天益医验，却也间接体现罗氏的医学精华。

（二）《罗谦甫治验案》医学思想初探

罗天益的医学思想，主要形成于奉诏随侍和随军南下期间。这一期间的医学活动主要分为两个方面。

一是随军：

蒙古征宋期间，奉忽必烈（时为藩王）之召随军南行。此见于罗天益奉召前期，主要反映蒙元时期军事医学的各种状况，也是罗天益学术思想形成时期。

罗天益随军期间的病案所治疗的疾病有军队中常见的传染病、胃肠病、外科病，和其他一些内科杂证等。蒙元军队将士病案以春秋季作战期间为多见，而官员病案多见于住冬休整期间，以当地官员的内科杂症为主。

蒙元军队中的军官及其家属以胃肠病为主，治疗以服用成方制成的丸散丹剂为主，汤剂次之，也采用针灸疗法。普通军士以传染病多见，罗氏以古方和自制的丸散丹剂治之，鲜有汤药。显然，蒙元军队开战前为应对传染病的发生，提前备制了预防药物。这也是军事医学史上传染病预防方面的重要措施。

罗氏不是伤科医生，对战伤的记载较少，仅涉及一个病证，以随身携带的效验丹剂治之。其他主要记载外科常见的痈疽疮疡等证，治疗方法是协助疡医以方药辨证或以效验方药对症治之。

罗天益作为内科大夫对蒙元部队疾病资料的记载虽不全面，但从中我们可以了解到蒙古族的行军习惯，军队的常见病种、人员和疾病之间的关系，以及各种疾病的治疗方法、用药习惯，以及所用方药等。这既为中国古代军事医学史研究提供了资料，也为今天中医药在军队医学中的应用提供了参考。

二是陪侍：

忽必烈登基后，罗天益随驾期间（主要在 1261 年以后），奉召医治忽必烈身边的近臣亲卫、名流学者及显贵权臣。细观这一阶段医案，患者群体以贵族中的年长者为众，疾病种类以胃肠疾病最常见，其次为风证，再次为外感病和内科杂症。从病机上看贵族年长者以虚为要，或气虚或虚寒，夹热或夹湿相合为病。

针对这一特定群体，罗天益综合运用中医的多种疗法，攻补兼施，药、灸、针三者并重，临证随所宜而取，兼施并用，以取效为度，不偏于一，将东垣脾胃学说和老年病相结合，重在固护中下焦元阳，尤其重视脾、胃、肾三脏的阳气。如：

针对中、下焦阳气不足，阴阳俱不足，寒湿停滞者，罗天益创制了两种灸疗通用方以共补脾、胃、肾三脏阳气和散寒止痛。

第一种：以"气海"、"足三里"（双侧）为基，视病况加减"中脘"、"阳辅"（双侧）、"三阴交"（双侧）。

第二种：葱熨灸回阳散寒。罗天益以此治疗阴寒内盛、脾胃虚寒，药不得入和肾阳虚脱之重症，以此法温补中、下焦阳气，通经散寒。

罗天益这两个灸方，既体现了他对东垣脾胃学说的承袭，又有所发挥。罗氏脾、胃、肾三脏共重，注意到温补肾阳的重要性，从理论和方法上对东垣脾胃学说均有较大发展。对目前常见的富贵病、老年病多有启发和助益。

纵观罗天益医案，药、灸、针三者并重，临证随所宜而取，兼施并用，以取效为度，不偏于一，亦不拘泥于师传，记录下自己宝贵的临证经验，开拓发展了易水学派。

四、底本与校本

（一）《罗谦甫治验案》之版本

1. 版本调研与考证

（1）《中国中医古籍总目》所载诸本

按《中国中医古籍总目》（简称《总目》）《罗谦甫治验案》有 3 种版本：1916、1917、1918 年绍兴医药学报社刻本；抄本；见医药丛书十一种。

① "1916、1917、1918 年绍兴医药学报社刻本"即"医药丛书十一种"。

受条件所限，项目组只调研了中国中医科学院图书馆、天津中医药大学图书馆、天津高等医学技术学校图书馆、上海医学会图书馆等 4 个图书馆的藏本。发现 4 馆所存的《罗谦甫治验案》，皆为绍兴医药学报社所刻医药丛书本（简称"绍兴本"）。其书藏本，有的馆是按原丛书作上、下两卷分别收入丛书第一集第三种、第二集第四种，有的是将上、下两卷合在一起作单行本。

绍兴医药学报社于 1916、1917、1918 年编辑了"医药丛书"共四集十一种，裘庆元辑编之《罗谦甫治验案》

收录其中。故《总目》的所谓"医药丛书十一种本",即"1916、1917、1918 年绍兴医药学报社刻本"之同本异名。

②长春中医药大学所藏"抄本",并非《罗谦甫治验案》一书,而是成于巢念修之手的另一部罗天益医案——《罗谦甫医案》。

长春抄本封面题名为"罗谦甫医案",左有小字,每行依次低半字:"卫生宝鉴医验记述　元罗天益著　旧写本二册　巢念修藏"。首有序,末署"念修巢祖德　于耘杏轩"。

此书卷上 31 案,卷下 45 案,附 1 则,辑录的罗氏医案数目与《罗谦甫治验案》(89 则)不同。

按巢序:"近又睹旧抄二册,已破敝不堪,中题有《卫生宝鉴医验记述》。不知何人所辑,翻阅既遍,知即罗氏医案,而取《卫生宝鉴》之一'医验记述'为名,盖为不佞。所欲为而未为,他人已先我而为之者。回购之归,整其凌乱,修其破损,汰其无关,补其缺脱,增目编年,并将有关史实之五则附录,厘为二卷,仍装二册。后取原书校之,觉此抄胜处不少,其异同者则以蓝笔注于旁。"

经考,抄本《罗谦甫医案》,并非《总目》所谓裴庆元辑《罗谦甫治验案》之长春抄本,而是清末江苏武进医学世家巢念修整理无名氏旧抄并经与原书校勘而形成的另一部罗天益医案——《罗谦甫医案》。

（2）其他医学丛书

《历代中医珍本集成》载《罗谦甫治验案》。

上海中医学院中医文献研究所朱邦贤、王若水等于1989年主编出版了《历代中医珍本集成》丛书（上海三联书店1989年10月出版），其中收录《罗谦甫治验案》一书，是"绍兴本"的影印本，所据底本虽是丛书本（上、下卷分载于《丛书》一、二集），但此次影印，上下卷放在一起合为全帙。

（3）结论

①《罗谦甫治验案》之"1916～1918年绍兴医药学报社刻《医药丛书》本"是成书后的原刻。按考察过的4个图书馆藏本中，天津高等医学技术学校图书馆所藏之本版刻不缺不漫，完整清晰，其他3家藏本皆有漫漶残破之处。

故本次整理以天津高等医学技术学校图书馆所藏之"1916～1918年绍兴医药学报社刻《医药丛书》本"为底本。

②丛书《历代中医珍本集成》中载有《罗谦甫治验案》，此本为"绍兴本"的影印本。此本对《医药丛书》本做了些许校勘，并将校勘结果描润在底版上印出，有参校价值。

故本次以《历代中医珍本集成》本（简称"《珍本》本"）做为整理工作的对校本。

（二）罗天益医案之文献资料

1.《卫生宝鉴》

《罗谦甫治验案》89 则医案，均自《卫生宝鉴》中辑出。《卫生宝鉴》二十四卷，补遗一卷，元·罗天益著。

《卫生宝鉴》在罗天益生前已刻板刊行，惜此版毁于元末兵燹，虽有抄本，却多有遗漏讹误。明永乐十五年（1417）吴郡韩夷将家藏本重刊行世，弘治七年（1494）补刊一次。明嘉靖十四年（1535）（一说万历年间）明德堂又补刊一次。清道光二十六年（1846）三原李锡龄将《卫生宝鉴》校刊重新雕版，收入《惜阴轩丛书》中。1959 年商务印书馆以李本为底本，参考了永乐、弘治本，重新排印。1963 年人民卫生出版社将其标点重排而成今之通行本。这一传本系统，可视作《卫生宝鉴》的通行本传本系统。

本次《罗谦甫治验案》之整理，以《卫生宝鉴》作为他校首选，用明代明德堂补刻本。

2. 江瓘《名医类案》、魏之琇《续名医类案》

《名医类案》，明代名医江瓘及其子耗二十年心血编成，成书于嘉靖三十一年（1552），刊刻于明万历十九年（1591）。

《续名医类案》，清代魏之琇为续补《名医类案》而作，约成书于清乾隆三十五年（1770），同治二年（1863）刊行。

《名医类案》《续名医类案》均为名家辑本，《罗谦甫治验案》89 则中除 7 则有方无案者两书没有收录外，其余82则均有记载；两书与《罗谦甫治验案》《卫生宝鉴》之间多有异文，更比《罗谦甫治验案》多收录两案，比《卫生宝鉴》多收录"面寒治验案"，可见三书并非源自同一版本之《卫生宝鉴》。故江瓘《名医类案》、魏之琇《续名医类案》可做他校。

《名医类案》，用人民卫生出版社1982年影印本（据清乾隆三十五年新安鲍氏知不足斋刻本缩影本）。《续名医类案》，用人民卫生出版社1984年影印本（据清光绪十二年信述堂刻本影印）。

载有罗谦甫医案诸书之间渊源表

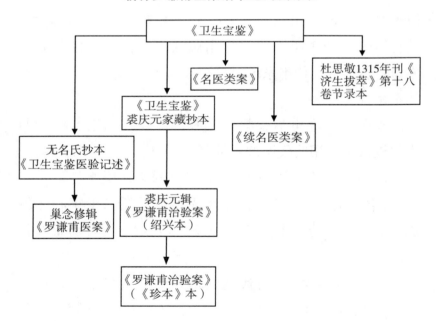

3. 巢念修《罗谦甫医案》

上文已考，《罗谦甫医案》是巢念修据无名氏抄本

《卫生宝鉴医验记述》，并以《卫生宝鉴》重校之后而成，即另一种罗天益的医案，非裴庆元所辑之《罗谦甫治验案》，经比勘两书有 75 则医案相同，但也有不少异文。《罗谦甫医案》与今本通行本《卫生宝鉴》也有异文，两者并非源自《卫生宝鉴》同一版本。故巢念修《罗谦甫医案》可做他校。

五、整理说明

《罗谦甫治验案》属于将辑录原书内容重新编次的一类特殊古籍，故本次整理，既要坚持古籍整理的一般原则，也要尊重本书的实际情况。

（一）校勘

《罗谦甫治验案》的成书，是 1916～1918 年间裴庆元辑录元代罗天益所撰《卫生宝鉴》中的医案汇编而成，《卫生宝鉴》成书于 1284～1314 年，可谓实实在在的古籍。《罗谦甫治验案》较之《卫生宝鉴》，大大晚出，又可谓之新书。

《罗谦甫治验案》的版本，除初刻本"绍兴本"外，只有"《珍本》本"。

"《珍本》本"本不能作为校本，一是"《珍本》本"的祖本是"绍兴本"（据"绍兴本"影印之本），从校勘学看并无多少价值；二是"《珍本》本"是新印古籍，按古籍整理通例，新印古籍一般不能做校勘底本、校本。然《罗谦甫治验案》，除"绍兴本"做为底本之外，只有一个"《珍本》本"，并无其他版本，故以"《珍本》本"

聊备对校之用。

《罗谦甫治验案》，是裘庆元从其家藏的一部《卫生宝鉴》抄本中辑录医案而成，然将《罗谦甫治验案》与通行本《卫生宝鉴》比勘，有大量异文，故裘庆元家藏《卫生宝鉴》抄本与《卫生宝鉴》通行本之传本系统，并非一个版本系统。

有鉴于此，他校就成为本次校勘最主要的方面。《卫生宝鉴》既为《罗谦甫治验案》之源，自然充当他校首选。既然《罗谦甫治验案》所据抄本与《卫生宝鉴》通行本之传本系统，并非为同一版本系统，《罗谦甫治验案》的校勘工作，既不得不以《卫生宝鉴》为他校之用，但又须谨慎用之，以免据今本《卫生宝鉴》擅改《罗谦甫治验案》，致其原貌不存。

《名医类案》《续名医类案》辑录罗天益医案的时间均早于《罗谦甫治验案》，民国巢念修《罗谦甫医案》与《罗谦甫治验案》是不同的辑本。经比勘，此三种书所据之《卫生宝鉴》本子，既与通行本《卫生宝鉴》不是一个系统，与《罗谦甫治验案》所据的《卫生宝鉴》抄本也多不相同，各有其版本源流。故《名医类案》《续名医类案》《罗谦甫医案》均须做他校之用。

（二）注释

罗天益主要生活在宪宗蒙哥与世祖忽必烈统治下的河北地区，又有征召入忽必烈王府、中央朝廷及随蒙元军队南下的经历，所交接的人物多为蒙元王公贵族、蒙古军人及家属。故《罗谦甫治验案》中，除医学、药学、针灸学内容外，还有元史、元代医学史、蒙元军事医学史的内容，以及大量的汉译蒙古语地名、人名、职官名称、典章制度术语、物事名称、民族习俗及民族医学术语等等，其中不少术语有多种汉译表达，更有一些名物术语在学者中素有争论，成为阅读一大障碍。

　　本次整理在强化医药学方面注释的基础上，对史学和汉译蒙古语的注释上也未放松，但尽量精炼校语，避免繁琐考证，兼顾读者正确阅读和掌握医学知识的两种阅读需求。

总 书 目

I

卫生编

袖珍方

仁术便览

古方汇精

圣济总录

众妙仙方

李氏医鉴

医方丛话

医方约说

医方便览

乾坤生意

悬袖便方

救急易方

程氏释方

集古良方

摄生总论

辨症良方

活人心法（朱权）

卫生家宝方

寿世简便集

医方大成论

医方考绳愆

鸡峰普济方

饲鹤亭集方

临症经验方

思济堂方书

济世碎金方

揣摩有得集

亟斋急应奇方

乾坤生意秘韫

简易普济良方

内外验方秘传

名方类证医书大全

新编南北经验医方大成

临证综合

医级

医悟

丹台玉案

玉机辨症

古今医诗

本草权度

弄丸心法

医林绳墨

医学碎金

医学粹精

医宗备要

医宗宝镜

医宗撮精

医经小学

医垒元戎

医家四要

证治要义

松厓医径

扁鹊心书

素仙简要

慎斋遗书

折肱漫录

丹溪心法附余

V

叶氏女科证治

妇科秘兰全书

宋氏女科撮要

茅氏女科秘方

节斋公胎产医案

秘传内府经验女科

儿　　科

婴儿论

幼科折衷

幼科指归

全幼心鉴

保婴全方

保婴撮要

活幼口议

活幼心书

小儿病源方论

幼科医学指南

痘疹活幼心法

新刻幼科百效全书

补要袖珍小儿方论

儿科推拿摘要辨症指南

外　　科

大河外科

外科真诠

枕藏外科

外科明隐集

外科集验方

外证医案汇编

外科百效全书

外科活人定本

外科秘授著要

疮疡经验全书

外科心法真验指掌

片石居疡科治法辑要

伤　　科

伤科方书

接骨全书

跌打大全

全身骨图考正

眼　　科

目经大成

目科捷径

眼科启明

眼科要旨

眼科阐微

眼科集成

眼科纂要

银海指南

明目神验方

银海精微补

医理折衷目科

证治准绳眼科

鸿飞集论眼科

眼科开光易简秘本

眼科正宗原机启微